COME Y QUEMA

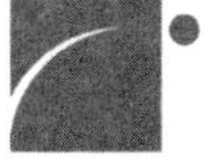

Eloisa Faltoni
@gatoenlacocina

COME Y QUEMA

111 recetas para acelerar tu metabolismo

Con prólogo de
JESSIE INCHAUSPÉ

Rocaeditorial •

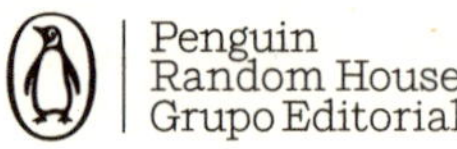

Primera edición: julio de 2024

Printed in Spain – Impreso en España

ISBN: 978-84-19965-09-7
Depósito legal: B-9145-2024

Compuesto en Grafime, S. L.

Impreso en EGEDSA
Sabadell (Barcelona)

RE 65097

A mis abuelas, Bruna y Maruja,
por haberme enseñado sus mejores recetas
y por todo lo demás

ÍNDICE

PRÓLOGO

«Que la comida sea tu medicina». Un viejo dicho, sí, y un clásico por una razón: es verdad.

Déjame decirte algo que he aprendido: la forma en que comes tiene un impacto sobre quién eres. La comida cambia tu estado de ánimo, haciéndote más o menos agradable con los demás. La comida te conecta con los demás, creando lazos en un mundo en el que nos sentimos cada vez más aislados. Los platos caseros te nutren cuando te sientes decaído, dándole a tu cuerpo un abrazo desde dentro. Las recetas bien elaboradas te dan energía para afrontar el día y terminar tu lista de tareas pendientes. Tus recetas favoritas se convierten en recuerdos durante décadas. Y la comida también puede curarte.

En mis años como bioquímica y profesora, he aprendido de primera mano el profundo impacto que las moléculas de los alimentos que ingerimos tienen en cada parte de nuestro cuerpo y cerebro. Me he centrado particularmente en la importancia de equilibrar nuestros niveles de glucosa (azúcar en sangre): si comemos alimentos ricos en azúcar y carbohidratos refinados, si solo tenemos tiempo para comida basura o comida para llevar, si pensamos (erróneamente) que los cereales azucarados y el zumo de frutas son la mejor manera de empezar el día, nuestros niveles de glucosa se parecerán a una montaña rusa. Las células de nuestro cuerpo sufrirán y no podrán producir energía de forma eficiente. Las neuronas de nuestro cerebro se resentirán. Nuestra piel sufrirá y habrá inflamación en nuestras articulaciones. Nuestras hormonas se desequilibrarán y no nos sentiremos bien en nuestra piel. Desafortunadamente, hoy en día, muchos síntomas de estos son medicados antes de que nos fijemos en abordar el importante factor de lo que comemos. **Algunos alimentos nos hacen daño, otros nos curan. Deja que la comida sea tu medicina.**

He pasado mi carrera enseñando a la gente sobre el impacto de los alimentos en su salud y, mientras que la ciencia es importante, más importante aún —aunque se hable mucho menos de ello— es ayudar a la gente a dar el primer paso hacia el cambio. En teoría es fácil saber lo que hay que hacer, y seguro que a lo largo de tu vida has oído: «Simplemente come mejor». Pero hacerlo de verdad... es otra historia.

El problema es que puede resultar desalentador. Abrumador. ¿Por dónde empezar? ¿Debes seguir una dieta específica? ¿Necesitas muchos utensilios de cocina sofisticados? ¿Le gustará a tu familia lo que prepares? ¿Tienes tiempo para cocinar? Son preguntas suficientes para desanimar incluso a los más motivados.

Permíteme presentarte a Eloisa Faltoni. Cuando la conocí en 2020, lo tuve claro: es una cocinera espectacular que se preocupa profundamente por llevar alegría y salud a los hogares de los demás. Cada receta que crea es una cuidadosa mezcla de principios científicos y sabores frescos. Cada uno de sus platos está lleno de su característica energía burbujeante, creatividad y amor por los demás. Y entiende mi premisa: **mejorar nuestros hábitos alimentarios es todo un reto.** Ella lo ha vivido en primera persona y lo ha conseguido. Y ahora está dispuesta a compartir contigo todo lo que ha aprendido, para que puedas sentirte mejor que nunca.

Todas las recetas que ha preparado para ti en este libro tienen algo en común: ayudarán a tu cuerpo a equilibrar sus niveles de glucosa y te ayudarán a prosperar (excepto los postres, esos son por placer, no por salud). Encontrarás **desayunos** salados, elaborados a base de proteínas, que mantendrán tus hormonas del hambre bajas y tus niveles de energía altos. Esto es de vital importancia a la hora de emprender el camino hacia la salud. El desayuno es el punto de partida para mantener estables los niveles de glucosa. En segundo lugar, Eloisa te presenta una magnífica selección de **entrantes verdes** y **platos principales** para comidas y cenas que se convertirán en básicos en tu casa. Serán el corazón de tus días y el corazón de tu mesa. ¿Y los **snacks**? Tienen mala fama por ser cosas de las que nos sentimos culpables, pero en realidad pueden ser beneficiosos para la salud si se hacen bien: bajos en azúcar y ricos en moléculas saludables. Con los tentempiés de este libro, darás en el clavo sin desencadenar una montaña rusa de antojos durante el resto del día. Y por supuesto **los postres**, que están para disfrutarlos. Me gusta pensar en los postres como «decisiones de placer» en lugar de «decisiones de salud». Pero disfrutar de un postre sabroso forma parte de un estilo de vida equilibrado y del gozar de tus días. ¡Adelante! Por último, Eloisa comparte sus secretos, sus **básicos:** cosas que puedes hacer en cualquier momento y combinar con cualquier cosa.

En medio de toda la confusa información nutricional del mundo, hay una verdad que sigue sonando: **las comidas caseras y reales son el camino para sentirse mejor.** Ya estás casi listo para empezar. Un consejo antes de embarcarte en tu nuevo viaje: prueba cosas que te den miedo. Apuesta por la receta por la que normalmente no te decantarías. Puedes confiar en que Eloisa ha creado platos que te harán sentir orgulloso de ti mismo. Así que no tengas miedo. Coge su mano y lánzate.

Jessie Inchauspé (@glucosegoddess),
bioquímica y autora
de *La revolución de la glucosa*

POR QUÉ ESTE LIBRO VA A CAMBIAR **TU VIDA Y TU CUERPO**

¿Sabes cuántas veces he escuchado la expresión «comida saludable» seguida de un suspiro de resignación? Demasiadas para contarlas. Parece que, en nuestra mente, «saludable» se traduce automáticamente como «aburrido». Y lo entiendo.

¿Cuántas veces hemos pensado en una ensalada sosa, un pollo a la plancha sin sabor o unas verduras hervidas como el epítome de la comida saludable?

En un mundo donde la idea de comida saludable a menudo evoca imágenes de platos insípidos y aburridos, es fácil perderse en el laberinto de la alimentación monótona y sin inspiración. La mayoría de nosotros hemos sido educados para asociar la comida saludable con la privación, la renuncia al sabor y a la satisfacción. Nos han enseñado a creer que para cuidar nuestro cuerpo debemos resignarnos a comer platos desabridos y monótonos, compuestos por ingredientes insulsos y sin gracia. Y que cuidarse significa renunciar a los dulces, a la pasta, a las salsas y a muchísimas más cosas que nos encantan. O eso es lo que siempre me han dicho durante años.

Pero déjame decirte algo que quizá no te han contado: ¡no tiene por qué ser así!

La comida saludable puede ser tan deliciosa, colorida y emocionante como cualquier otra.

Puedes disfrutar de sabores increíbles, explorar nuevos ingredientes y experimentar en la cocina sin renunciar a tus objetivos de bienestar.

En este libro, vamos a derribar juntos el mito de que la comida saludable es aburrida y sin sabor. La cocina saludable puede despertar tus sentidos, deleitar tu paladar y nutrir tu cuerpo, todo al mismo tiempo. Es hora de deshacernos de los estigmas asociados con la comida saludable y embarcarnos en un viaje de descubrimiento culinario donde el sabor y la salud van de la mano.

Te prometo que no encontrarás aquí ninguna receta insípida ni monótona. Por el contrario, te guiaré a través de un mundo de sabores vibrantes, combinaciones creativas que mezclan aromas diferentes y se inspiran en la gastronomía de varios países, para crear platos que te harán salivar con solo pensar en ellos.

Es curioso cómo las cosas cambian. Mi relación con la comida empezó superbién. El amor por la gastronomía me viene desde pequeña. Al ser hija de un padre italiano y una madre española, mi infancia estuvo impregnada de una rica diversidad culinaria. Me encantaba la comida que hacíamos en casa, aunque, como a muchos niños, me costaba comer verduras. Y tenía la inmensa suerte de que a menudo, los fines de semana, podía probar platos especiales: desde el exquisito ragú que preparaba mi abuela Bruna (hay una versión vegana en la página 129), pasando por las increíbles pizzas caseras que preparaba mi padre en el horno de leña que construyó con sus propias manos, hasta la maravilla de paellas que preparaba mi madre en las celebraciones; cada comida era un homenaje a la rica herencia gastronómica de mi familia.

Además, desde que yo era muy pequeña, mi madre siempre me ha llevado a restaurantes muy variados, para que pudiera conocer las culturas gastronómicas de otros países. Es solo gracias a ella que he podido conocer la comida japonesa, francesa, india, mexicana y muchísimas más. De hecho, recuerdo perfectamente el día en que probé la comida japonesa por primera vez; fue en un restaurante en el centro de Roma (donde me he criado) y era el primer restaurante japonés de la ciudad. Yo era solo una niña, tenía once años, y nunca había visto comida tan diferente, pero mi madre me enseñó que para decir que algo no me gustaba debía antes probarlo. Y es lo que hice: probé todos los platos que pedimos y me enamoré de la cocina japonesa. Y es un amor que nunca se me ha pasado.

Sin embargo, a pesar de la abundancia de sabores y experiencias culinarias que tuve de pequeña, también fui testigo de la lucha constante de muchas personas de mi familia con su salud, tanto mis padres como mis abuelos, y empecé a experimentar las restricciones y renuncias.

Hace unos años, hubo un momento en mi vida en el que me sentí atrapada en un ciclo interminable de dietas restrictivas, que no me daban resultado y me desanimaban. Probé todo tipo de métodos para perder peso, pero ninguno parecía funcionar para mí. Cada dieta que intentaba me dejaba con la sensación de estar sacrificando demasiado sin obtener los resultados que esperaba.

Me sentía atrapada en un ciclo de privación y desánimo que solo me hacía sentir más triste y frustrada.

Fue entonces, en el verano de 2016, cuando por casualidad leí *La dieta del metabolismo acelerado* (Grijalbo), sobre el método de la nutricionista americana Haylie Pomroy. De repente, todo cambió. Me sumergí en un tipo de alimentación completamente diferente, uno que era variado y lleno de opciones deliciosas. Y lo mejor de todo, me hacía sentir bien. Me gustó mucho la visión de Haylie Pomroy sobre la alimentación y me quedé con la idea de que tenemos que nutrir nuestro cuerpo para sanarlo. Cambié totalmente mi enfoque.

Entendí que todo lo que hacía para perder peso (comer de forma saludable, entrenar...) era necesario porque me quería a mí misma y porque quería cuidar mi cuerpo, y no porque lo odiara.

Simplemente cambiando de enfoque, empecé a ver mis primeros resultados.

En mis primeros 28 días siguiendo la Dieta del Metabolismo Acelerado, experimenté resultados asombrosos: ¡perdí 5 kilos! Y en los siguientes 28 días continué mi progreso con la pérdida de otros 3 kilos. Desde entonces, he mantenido mi compromiso con la dieta, alternando ciclos completos y épocas de mantenimiento, para seguir perdiendo peso de manera constante y sin prisas. Pero lo más increíble de todo es que **esta forma de comer me ha permitido disfrutar plenamente de la vida, sin tener que renunciar a esos momentos especiales,** como los viajes o las comidas en familia. La Dieta del Metabolismo Acelerado dejó de ser simplemente una dieta para mí: se convirtió en un estilo de vida que me hace sentir bien tanto por dentro como por fuera.

En ese mismo año, mientras completaba mis estudios de *community manager*, tuve la tarea de crear un blog. Así nació *Un Gato en la Cocina*. Después de unas pocas semanas escribiendo en él, me di cuenta de que disfrutaba enormemente compartiendo mis recetas y que este espacio me incentivaba a ser cada vez más creativa en la cocina. Decidí entonces dar un paso adelante y estudiar para convertir mi pasión en mi profesión, así que me matriculé en la Escuela de Hostelería Hofmann de Barcelona, un sueño que siempre había tenido. Me sumergí en el mundo de la cocina saludable, investigando cada vez más sobre los alimentos que nos nutren y nos hacen sentir bien.

En 2020 tuve la suerte de conocer a Jessie Inchauspé, conocida como la «Glucose Goddess» (Diosa de la Glucosa) en Instagram, quien me abrió los ojos sobre el fascinante mundo de la glucosa y su impacto en nuestro cuerpo y nuestra salud. Desde entonces, he estado aplicando sus enseñanzas en mi cocina y en mi vida diaria, lo que me ha permitido optimizar mi alimentación y mejorar mi bienestar general.

Lo que más me gustó de su método es que se puede adaptar prácticamente a todo tipo de alimentación.

Da igual que seas vegetariana, vegana, celíaca, que sigas la dieta paleo, keto o *real food*, puedes poner en práctica los trucos de Jessie, como dice ella «siempre que te sea fácil». Y es lo que hice. En los años que he pasado trabajando con ella, no solo he aprendido muchísimo sobre el mundo de la glucosa, sino que he podido desarrollar la mejor forma de integrar el método Glucose Goddess a la Dieta del Metabolismo Acelerado. ¿Quieres saber cómo?

Te lo voy a contar, pero antes veamos en qué consisten exactamente estos dos métodos.

La Dieta del Metabolismo Acelerado

Imagina una dieta donde no tienes que contar calorías ni pesar porciones. Una dieta donde puedes comer cada pocas horas y disfrutar de una amplia variedad de alimentos deliciosos y nutritivos. Eso es exactamente lo que ofrece la Dieta del Metabolismo Acelerado, o DMA para abreviar.

Esta dieta fue creada por la nutricionista estadounidense Haylie Pomroy y se ha ganado una gran popularidad debido a su enfoque único en reparar el metabolismo. Pero ¿qué significa eso exactamente? **Tu metabolismo es como el motor de tu cuerpo: es responsable de quemar calorías y convertir los alimentos en energía.** Cuando tu metabolismo funciona de manera óptima, quemas más calorías, incluso en reposo. Pero cuando se ralentiza, es más difícil perder peso y mantenerlo bajo control.

¿Cómo funciona la DMA? Es simple: se basa en una combinación estratégica de alimentos que están diseñados para nutrir tu cuerpo y activar tu metabolismo. En lugar de contar calorías o restringir grupos de alimentos, te anima a comer abundantes cantidades de alimentos ricos en nutrientes, como frutas, verduras, proteínas magras y granos integrales. Tu cuerpo obtiene los nutrientes que necesita para funcionar de manera óptima y, al mismo tiempo, estimula tu metabolismo para que queme más calorías.

Una de las mejores cosas de la DMA es que no tienes que pasar hambre ni sentirte privado.

En realidad, comerás más que en una dieta tradicional, con comidas y snacks programados estratégicamente a lo largo del día. Esto mantiene tu metabolismo activo y evita que te sientas hambriento o cansado.

Pero aquí está la verdadera magia de la DMA: ¡los resultados! Muchas personas experimentan una pérdida de peso significativa en solo 28 días siguiendo este plan. Pero lo más importante, te ayudará a restablecer tu metabolismo para que puedas mantener el peso perdido a largo plazo.

La DMA se basa en varios factores esenciales que ayudan a impulsar nuestro metabolismo y a promover la pérdida de peso de manera efectiva. Estos son:

1. **Evitar la comida basura:** este tipo de comida, rica en azúcares, harinas refinadas y grasas poco saludables, ralentiza nuestro metabolismo y contribuye al almacenamiento de grasas en nuestro cuerpo. Es importante evitar estos alimentos para mantener nuestro metabolismo en óptimas condiciones.
2. **Comer más:** aunque pueda sonar extraño, comer más comida saludable y más veces al día es más efectivo que seguir dietas restrictivas. Nuestro metabolismo necesita energía para repararse, y una dieta hipocalórica no proporciona suficiente energía para este proceso.
3. **Hacer deporte:** el ejercicio no solo es beneficioso para nuestra salud física, sino también para acelerar nuestro metabolismo. El ejercicio regular ayuda a quemar calorías y a desarrollar masa muscular, lo cual contribuye a un metabolismo más activo.
4. **Reducir el estrés:** el estrés puede tener un impacto negativo en nuestro peso y metabolismo. El estrés crónico puede llevarnos a comer por ansiedad y también puede afectar el funcionamiento adecuado de nuestro cuerpo. Es importante encontrar formas de reducir el estrés, como practicar técnicas de relajación o meditación.

Además, esta dieta se divide en ciclos de 28 días, cada uno compuesto por tres fases diferentes:

Fase 1: granos + frutas

Durante esta fase, se consumen principalmente granos integrales y frutas, junto con las proteínas y las verduras, que están presentes en todas las fases. Estos alimentos proporcionan carbohidratos complejos y nutrientes esenciales para mantener la energía y estimular el metabolismo.

Fase 2: proteínas + verduras alcalinas

En esta fase, el enfoque está en las proteínas magras y las verduras alcalinas. Es la fase más rica en proteínas, que ayudan a reparar y construir tejido muscular, mientras que las verduras alcalinas ayudan a equilibrar el pH del cuerpo y promover la desintoxicación.

Fase 3: grasas saludables

La última fase se centra en el consumo de grasas saludables, como aguacate, nueces y aceite de oliva. Estas grasas son esenciales para la salud del cerebro, la piel y el sistema nervioso, y también ayudan a mantenernos saciados y satisfechos.

Al seguir estas fases y consumir los alimentos adecuados en el momento adecuado, podemos optimizar nuestro metabolismo y promover la pérdida de peso de manera efectiva y sostenible. ¡La DMA es mucho más que una dieta, es un estilo de vida que puede transformar tu salud y bienestar!

Qué hacer si sigues la DMA

- **Comer cinco veces al día:** esto incluye las tres comidas principales (desayuno, comida y cena) y dos snacks (uno a media mañana y otro a media tarde). Distribuir las comidas a lo largo del día ayuda a mantener niveles estables de energía y evita los picos de azúcar en la sangre.
- **Comer cada 2, 3 o 4 horas:** es importante respetar un intervalo mínimo de 2 horas entre una comida y otra, pero no exceder las 4 horas. Esto mantiene activo el metabolismo y proporciona un flujo constante de nutrientes al cuerpo.
- **Desayunar en la primera media hora tras despertar:** no se trata solo de no saltarse el desayuno, sino de hacerlo temprano para activar el metabolismo. Si te despiertas a las 7.00, debes desayunar a más tardar a las 7.30 para aprovechar este impulso metabólico.
- **Seguir el plan al menos 4 semanas:** para ver resultados significativos y reparar el metabolismo, es necesario seguir la DMA durante al menos 28 días consecutivos. Aunque se alcance el peso deseado antes de este tiempo, es importante no interrumpir el plan para consolidar los cambios metabólicos.
- **Respetar los alimentos de cada fase:** cada fase de la DMA tiene una lista específica de alimentos permitidos. Es esencial seguir estas pautas y evitar mezclar alimentos de diferentes fases para obtener los máximos beneficios del programa.
- **Respetar el orden de las fases:** el ciclo de la DMA se divide en

tres fases, y es crucial seguir el orden establecido: dos días de Fase 1, dos días de Fase 2 y tres días de Fase 3. Este esquema se repite durante todo el ciclo para maximizar los resultados.

- **Beber suficiente agua:** calcula la cantidad de agua que debes consumir dividiendo tu peso por tres. Esto proporciona una estimación de la cantidad mínima de agua que debes beber diariamente para mantener la hidratación adecuada y apoyar el metabolismo.
- **Consumir productos ecológicos cuando sea posible:** opta por alimentos ecológicos para evitar la exposición a pesticidas y otros productos químicos. Aunque no siempre es posible, prioriza este tipo de productos para una alimentación más saludable.
- **Evitar el consumo de carnes con nitritos o nitratos:** estas sustancias, comúnmente presentes en embutidos y carnes procesadas, pueden afectar a la salud metabólica. Lee cuidadosamente las etiquetas y elige productos sin aditivos nocivos (vigila que no contengan «nitrito», «nitrato» y otros parecidos o las fórmulas «E-249», «E-250», «E-251» y «E-252»).
- **Practicar ejercicio según la fase:** el deporte es un componente importante de la DMA. Cada fase tiene un tipo de entrenamiento recomendado, que contribuye a acelerar el metabolismo y mejorar la salud en general. Dedica al menos tres sesiones de ejercicio por semana, siguiendo las indicaciones específicas para cada fase.

Qué no hacer

- **No al trigo:** el trigo, con su alto índice glucémico y su modificación genética, puede dificultar la digestión y contribuir al almacenamiento de grasas en el cuerpo. La excepción es el trigo germinado.

- **No al maíz:** similar al trigo, el maíz tiene un alto índice glucémico y suele estar genéticamente modificado, lo que lo convierte en una fuente concentrada de azúcares que se almacenan como grasa.
- **No a la leche y sus derivados:** la lactosa presente en la leche se descompone rápidamente en azúcar en el organismo, lo que puede afectar al equilibrio hormonal y contribuir al almacenamiento de grasa. Evita todos los productos lácteos y aquellos que contienen lactosa.
- **No a la soja, excepto en la Fase 2 (solo para veganos):** la mayoría de la soja disponible comercialmente está genéticamente modificada y contiene fitoestrógenos que pueden interferir con las hormonas del cuerpo. Sin embargo, el tofu, el tempeh y el edamame son excepciones permitidas en la Fase 2 para personas veganas.
- **No a los azúcares refinados:** los azúcares refinados, incluso los naturales como la miel o el azúcar de coco, pueden elevar rápidamente los niveles de glucosa en sangre y contribuir al almacenamiento de grasa.
- **No a la cafeína:** la cafeína puede provocar estrés en las glándulas suprarrenales, que regulan el azúcar en sangre y otras funciones metabólicas. Es mejor evitar productos que contienen cafeína, como café, té, refrescos y bebidas energéticas.
- **No al alcohol:** el alcohol puede elevar rápidamente los niveles de azúcar en sangre y poner una carga adicional en el hígado. Es mejor evitar el consumo de alcohol durante la DMA.
- **No a los zumos y frutas deshidratadas:** las frutas deshidratadas y los zumos comerciales carecen de fibra y contienen altos niveles de azúcares que se digieren rápidamente. Es preferible consumir frutas enteras y evitar los zumos y frutas secas.
- **No a los edulcorantes artificiales:** en la DMA se prefieren los alimentos naturales, por lo que los edulcorantes artificiales

están prohibidos. Opta por edulcorantes naturales como la estevia, el xilitol y el extracto de monk fruit, si deseas endulzar tus comidas.

- **No a los alimentos dietéticos o light:** los alimentos industriales dietéticos o light suelen contener aditivos artificiales y no son necesariamente saludables. Es mejor elegir alimentos naturales y evitar los productos procesados etiquetados como «dietéticos». La única excepción son los *miracle noodles*, una opción baja en calorías y natural.

La actividad física en la DMA

La actividad física desempeña un papel crucial en el éxito de la DMA, ya que contribuye significativamente a acelerar nuestro metabolismo y facilitar la pérdida de peso. Cada fase de la DMA está diseñada no solo para optimizar la ingesta de alimentos, sino también para complementarse con un tipo específico de actividad física. Aquí te explico cómo se estructura la actividad física en cada fase:

- **Fase 1:** durante esta fase, es **recomendable realizar al menos un entrenamiento de cardio.** Esto puede incluir actividades como correr, hacer *cycling*, aeróbica, zumba, *step* o incluso saltar la comba. El objetivo es elevar el ritmo cardiaco y mantenerlo durante un periodo de tiempo sostenido para quemar calorías y estimular el metabolismo.
- **Fase 2:** a lo largo de esta fase, el foco está en el **entrenamiento anaeróbico**, que implica ejercicios de fuerza con peso elevado y menos repeticiones. Ejercicios como flexiones, abdominales, sentadillas (*squats*), *plank*, entre otros, son excelentes opciones. Estos ejercicios ayudan a construir masa muscular magra, lo que a su vez aumenta el metabolismo basal y facilita la quema de calorías incluso en reposo.

- **Fase 3:** en esta fase, el enfoque se dirige hacia **la relajación y la restauración.** Se recomienda realizar al menos un entrenamiento relajante, como yoga, meditación, ejercicios de respiración o un buen masaje. Estas actividades ayudan a reducir los niveles de estrés, mejorar la flexibilidad, promover la recuperación muscular y equilibrar el sistema nervioso.

Es importante tener en cuenta que la actividad física debe adaptarse a las capacidades y necesidades individuales. Es fundamental evitar lesiones y no excederse en el esfuerzo, especialmente si se tiene mucho peso que perder. Haylie Pomroy aconseja comenzar gradualmente con sesiones de 20 a 30 minutos de cardio y aumentar progresivamente la intensidad y la duración. Lo mismo se aplica a los ejercicios de fuerza: es mejor comenzar con pesos más ligeros y aumentar gradualmente la carga a medida que se gana fuerza y resistencia.

Contratar un entrenador personal puede ser una opción beneficiosa para aquellos que deseen orientación adicional y asegurarse de realizar los ejercicios de forma segura y efectiva. En resumen, la actividad física complementa la DMA al promover la quema de calorías, mejorar la composición corporal y optimizar la salud en general.

Las porciones en la DMA

En la DMA las porciones se dividen en dos categorías: -10 y +10, dependiendo de la cantidad de peso que se desee perder. Si buscas perder menos de 10 kilos, seguirás las porciones designadas como 10, mientras que si tu objetivo es perder más de 10 kilos, seguirás las porciones designadas como +10.

Las porciones para +10 son las de -10 con una adición de aproximadamente la mitad. Por ejemplo, si la porción de fruta para -10 es una taza, entonces la porción para +10 sería una taza y media de fruta. Este mismo principio se aplica a todos los alimentos.

En la DMA, cuanto más peso desees perder, más tendrás que comer.

Esto puede parecer contradictorio a primera vista, pero tiene sentido cuando consideramos que nuestro metabolismo necesita una cantidad significativa de energía para repararse, mucho más de lo que una dieta restrictiva podría ofrecer. Por lo tanto, al aumentar las porciones estamos proporcionando a nuestro cuerpo la energía necesaria para optimizar el funcionamiento metabólico y facilitar la pérdida de peso.

Si tu objetivo es perder más de 20 kilos, las porciones seguirán siendo las mismas que para +10, pero se agregará una taza de verduras en cada comida principal y media taza en los snacks por cada 10 kilos adicionales.

Es importante tener en cuenta que las porciones que se encuentran en la Masterfood son por comida.* Sin embargo, siempre es esencial leer las notas de todos los alimentos, ya que puede haber algunas excepciones a estas reglas. Además, las verduras de fase son ilimitadas, lo que significa que la porción mínima indicada en la Masterfood es simplemente la cantidad que se debe consumir en cada comida o snack que incluya verduras. Puedes comer más verduras si lo deseas, pero no menos.

También tienes libertad de consumir verduras de fase libremente a lo largo del día, ya sea agregándolas a comidas que no las incluyen o consumiéndolas entre comidas. Y puedes mezclar diferentes tipos de verduras de fase según tus preferencias y necesidades nutricionales. Esto permite que adaptes las porciones según tu apetito y estilo de vida mientras sigues cumpliendo con los principios fundamentales de la DMA.

En este libro, todas las porciones indicadas son para -10.

* El libro de Haylie Pomroy contiene una lista de alimentos permitidos. En mi blog *Un Gato en la Cocina* hay una lista actualizada con alimentos que Haylie y su equipo han ido añadiendo.

El mundo de la glucosa

Empecemos por el principio: **¿qué es la glucosa?**

La glucosa es un tipo de azúcar que obtenemos de los alimentos que consumimos, especialmente de carbohidratos como pan, arroz, frutas y verduras.

Este azúcar es la principal fuente de energía para nuestro cuerpo y es fundamental para que nuestros órganos y células funcionen correctamente.

Cuando comemos alimentos que contienen carbohidratos, nuestro cuerpo descompone estos nutrientes en glucosa, que luego se absorbe en el torrente sanguíneo y se transporta a nuestras células para proporcionarles energía. Sin embargo, es importante mantener un equilibrio adecuado de glucosa en la sangre, puesto que niveles demasiado altos o demasiado bajos pueden tener efectos negativos en nuestra salud.

Si nuestros niveles son demasiado altos, pueden provocar problemas como resistencia a la insulina, diabetes tipo 2, enfermedades cardiovasculares, síndrome de ovarios poliquísticos (SOP), desequilibrios hormonales y muchísimas más patologías que a menudo no relacionamos con los niveles de glucosa en la sangre o con la alimentación. Por otro lado, niveles bajos de glucosa en sangre pueden causar síntomas como mareos, sudoración, debilidad e incluso pérdida de conciencia, en casos más graves.

Si hay algo que he aprendido en estos años trabajando con Jessie es que la glucosa no lo es todo, pero sin duda es un muy buen punto de partida para empezar a cuidar nuestra salud. Además, mantener nuestra glucosa estable es mucho más fácil de lo que nos podemos imaginar. Jessie ha desarrollado unos trucos, basados en evidencias científicas, que son realmente fáciles de aplicar a nuestro día a día. Vamos a verlos.

Los trucos de Glucose Goddess

1. **Desayuna algo salado, no dulce:** contrario a la creencia popular, desayunar algo salado en lugar de algo dulce nos da muchísima más energía para afrontar el día y nos ayuda a estabilizar los niveles de glucosa en sangre durante todo el día. Optar por opciones como huevos revueltos con espinacas o aguacate sobre pan de centeno puede proporcionar proteínas y grasas saludables que mantienen la saciedad y evitan los picos de azúcar en la sangre. De hecho, lo mejor que podemos hacer por optimizar nuestros niveles de glucosa es construir nuestros desayunos en torno a la proteína.

Todos los desayunos que encontrarás en este libro tienen proteína y/o fibras y grasas saludables para que comiences el día de la mejor manera.

2. **Empieza tus comidas con un entrante vegetal:** incluir un entrante vegetal al inicio de tus comidas principales aumenta la ingesta de fibra, lo que puede ayudar a controlar el apetito y estabilizar los niveles de glucosa en sangre. Además, los vegetales son ricos en micronutrientes como vitaminas y minerales, lo que los convierte en una excelente opción para mantener una alimentación equilibrada.

En este libro, tienes un capítulo entero dedicado a entrantes verdes.

3. **Intenta comer los carbohidratos al final de tus comidas siempre que te sea posible:** consumir los carbohidratos al final de la comida en lugar de al principio puede ayudar a reducir la velocidad a la que se absorben en el cuerpo, lo que previene los picos de azúcar en la sangre. Priorizar las proteínas y las verduras al principio de la comida proporciona una base sólida para mantener la estabilidad glucémica.

4. **Añade vinagre a tu rutina:** el vinagre, especialmente el de sidra de manzana, ayuda a mejorar la sensibilidad a la insulina y reduce la respuesta glucémica después de las comidas. Incorporar el vinagre en aderezos para ensaladas o diluido en agua antes de las comidas puede ser una estrategia efectiva para controlar los niveles de glucosa en

sangre. Recomiendo evitar los caramelos de vinagre de manzana, ya que suelen tener azúcar agregado, con lo cual son contraproducentes.

Yo suelo tomar un vaso de agua abundante con una cucharada de vinagre de manzana antes de mis comidas (me lo tomo con una pajita para no dañar el esmalte de mis dientes). Otra opción es usarlo como aderezo para tus entrantes verdes.

5. **Come azúcar como postre, no con el estómago vacío:** consumir alimentos ricos en azúcares simples, como postre después de una comida equilibrada, puede ayudar a mitigar los efectos negativos en los niveles de glucosa en sangre. El consumo de azúcar junto con otros nutrientes, como proteínas y grasas, ralentiza la absorción y minimiza los picos de azúcar en la sangre. Así que si algún día quieres comer un dulce, mucho mejor comerlo como postre, después de una comida completa, que como desayuno o merienda.

6. **Toma solo fruta entera, no procesada:** las frutas son como los caramelos de la naturaleza, y aunque es verdad que contienen micronutrientes importantes, como vitaminas y minerales, también son ricas en azúcar. Por esta razón es mucho mejor comer las frutas enteras, y al final de una comida, que procesadas. Optar por frutas enteras en lugar de zumos de frutas o productos procesados proporciona fibra adicional que ralentiza la absorción de azúcar en la sangre. La fibra también ayuda a mantener la saciedad y a controlar el apetito, lo que puede ser beneficioso para disponer de niveles de glucosa estables. No es lo mismo comerse una manzana que tomar un vaso de zumo de manzana; el zumo no tiene nada de fibra y su azúcar entra en circulación mucho más rápidamente, provocándonos un pico de glucosa.

7. **Muévete durante 10 minutos después de comer:** realizar actividad física leve, como dar un paseo, aunque solo sea de 10 minutos después de comer, puede ayudar increíblemente a mejorar la sensibilidad a la insulina y facilitar la absorción de glucosa por parte de las células. Esto puede ayudar a prevenir picos de azúcar en la sangre y

promover un metabolismo saludable. Cuando empecé a trabajar con Jessie hace años, estuve unos meses llevando un monitor de glucosa continuo para desarrollar recetas que mantuvieran la glucosa estable. Un día, de vacaciones en Siena, me comí un helado por la tarde mientras paseaba por la ciudad y mi curva de glucosa quedó cien por cien estable porque caminé durante muchas horas y mi cuerpo utilizó la glucosa del helado inmediatamente. Aunque ya me sabía la ciencia que había tras este fenómeno, fue increíble verlo con mis propios ojos.

8. **Ponles «ropa» a tus carbohidratos:** esta frase se refiere a la idea de combinar los carbohidratos con proteínas y grasas saludables en lugar de consumirlos solos, o «desnudos». Al emparejar los carbohidratos con otros nutrientes, se ralentiza la absorción de azúcar en la sangre y se promueve una respuesta glucémica más estable. No es lo mismo comer una rebanada de pan sola que comértela con huevos, aguacate, verduras... La cantidad de proteína, grasa y fibra de los otros ingredientes hace que el pico de glucosa que produce el pan sea mucho más leve.

Cómo seguir la DMA cuidando de tus niveles de glucosa

Como se puede observar a simple vista, la DMA y los trucos creados por Jessie Inchauspé tienen muchos puntos en común, lo que me sugirió que podrían complementarse de manera efectiva para mejorar aún más nuestra salud y bienestar.

Aquí te explico cómo he integrado estos dos métodos:

1. **Seguir las reglas generales y el mapa de comidas de la DMA pero comer los carbohidratos al final:** la DMA proporciona reglas generales que hay que cumplir de forma estricta y un plan detallado de comidas para cada fase. Al seguir este mapa de comidas, podemos garantizar una variedad adecuada de nutrientes y mantener el metabolismo activo. Pero lo interesante es que la DMA no es una dieta

restrictiva: en el mapa de comidas se indica el tipo de alimentos que debes comer, y de la lista de alimentos permitidos puedes elegir los que más te gusten, cómo combinarlos y en qué orden comerlos. Eso significa que se pueden aplicar los trucos de Jessie y escoger el orden de los alimentos, priorizando la ingesta de proteínas, grasas saludables y vegetales al principio de la comida, y dejando los carbohidratos para el final. Esto ayuda a controlar la liberación de glucosa en la sangre y a evitar picos de azúcar.

Te pongo un ejemplo: en las comidas de la Fase 3, el mapa de comidas de la DMA dice que hay que comer proteína + grasa saludable + verdura + fruta. Para seguir este mapa de comidas y aplicar también los trucos de Jessie te bastaría con empezar con un entrante verde, después comer una comida que incluya proteína, grasa saludable y verdura y terminar tu comida con la fruta. Un ejemplo de menú sería: empezar con unas coles de Bruselas con vinagre balsámico (p. 77), seguir con una ensalada de lentejas con aguacate (p. 115) y finalizar con un sorbete de frutos rojos (p. 190).

2. **Centrar todos los desayunos en la proteína y ponerles ropa a tus desayunos de Fase 1:** los desayunos de la DMA suelen incluir una combinación de diferentes alimentos y todos contienen proteína, excepto el desayuno de Fase 1, que en el libro original solo marca granos y frutas. Pero en su página oficial Haylie Pomroy tiene un artículo muy interesante sobre la proteína y la Fase 1 en el que explica que se puede añadir proteína al desayuno de Fase 1 siempre y cuando se respeten las porciones y los alimentos permitidos en cada fase. Además, las verduras de fase son libres en la DMA, así que puedes añadirlas también a tu desayuno de Fase 1. Y aquí tienes «ropa» para tus carbohidratos.

Al centrarnos en la proteína como elemento principal del desayuno, podemos mantenernos saciados por más tiempo y evitar los picos de azúcar en la sangre. Además, añadir «ropa» a nuestros desayunos de la Fase 1, como proteína y verduras de fase, ayuda a que nuestro desayuno nos sacie durante más tiempo y no nos provoque picos de glucosa. Todos los desayunos de este libro son ricos en proteína y constituyen una opción excelente para empezar tu día.

Un perfecto ejemplo de desayuno de Fase 1 sería tostada de garbanzos, tomate y rúcula (p. 49) con una manzana.

3. **Elegir sabiamente los snacks de la Fase 1:** los snacks en la DMA son ricos en fibra, proteína y grasas saludables, y pueden ser una oportunidad para mantener estable la glucosa entre comidas principales. La única excepción es, de nuevo, la Fase 1, en la que los snacks consisten en fruta.

Para seguir el mapa de comidas y los consejos de Jessie, mi recomendación es que escojas unas frutas muy bajas en azúcar como snack de Fase 1. Esto ayudará a controlar los niveles de azúcar en la sangre. Por ejemplo, podrías optar por frutas bajas en azúcar como frambuesas, moras, fresas, manzanas y pomelos y dejar las otras más ricas en azúcar como las frutas tropicales (mango, papaya, piña, kiwi...) como postre.

Además, puedes añadir un poco de verdura antes de tu snack de Fase 1 para obtener un extra de fibra y ralentizar la absorción del azúcar. Un ejemplo podría ser comer unos palitos de apio y después una taza de fresas.

4. **Incorporar los entrantes verdes y el vinagre a tu rutina:** en la DMA las verduras de fase son libres, eso significa que puedes comerlas cuando quieras y en la cantidad que desees. Lo mismo pasa con el vinagre, es un condimento libre que puedes usar como prefieras. Tomar un vaso de agua con una cucharada de vinagre antes de tus comidas y añadir un entrante verde es perfectamente compatible con las reglas de la DMA y muy fácil de hacer.

Los entrantes verdes y el vinagre son estrategias clave para estabilizar la glucosa y optimizar la digestión. Al incluir estos elementos en nuestra rutina diaria, podemos mejorar la absorción de nutrientes, reducir la carga glucémica de las comidas y promover la salud digestiva.

En este libro tienes un capítulo entero dedicado a los entrantes verdes que puedes comer antes de tus comidas, añádeles un poco de vinagre y ya lo tendrás hecho.

Si no dispones de tiempo para cocinar tu entrante verde, puedes optar por algo sencillo como un tomate cortado, unos palitos de apio o unas zanahorias (según la fase en la que estés). Recuerda que un poco de verdura, por poca que sea, siempre será mejor que ninguna verdura.

5. **Hacer siempre ejercicio acorde a la fase, pero reservar diez minutos al día para hacer algo de ejercicio después de las comidas:** el ejercicio es fundamental para optimizar el metabolismo y mantener la salud en general. Al adaptar el tipo de ejercicio a la fase de la DMA, podemos potenciar sus efectos metabólicos. Pero no olvides reservar diez minutos al día para hacer algún tipo de actividad después de las comidas, ya que ayuda a mejorar la sensibilidad a la insulina y a facilitar el control de la glucosa en la sangre.

Puede ser cualquier tipo de actividad, desde pasear al perro hasta fregar los platos, hacer sentadillas, subir y bajar escaleras. Si quieres, puedes incluso intentar coordinar la actividad que decidas hacer después de comer con el tipo de actividad que toca en la fase en la que estés, aunque no es necesario.

Un ejemplo podría ser: en F1, subir y bajar escaleras; en F2, hacer unas sentadillas, flexiones o similares; en F3, dar un paseo. De todas formas, mi consejo es que en esos diez minutos elijas la actividad más fácil para ti y tu rutina.

6. **Comer los dulces como postre y hacerlos con edulcorantes permitidos en DMA:** los dulces pueden ser parte de una dieta equilibrada, especialmente cuando se consumen con moderación y se eligen opciones más saludables. Al seguir los trucos de Jessie, podemos incorporar dulces como postre para mantener bajos los niveles de azúcar en la sangre y evitar los picos de insulina, pero es importante utilizar edulcorantes adecuados, como la estevia, el xilitol o el extracto de monk fruit, que son los permitidos en la DMA.

Todas las recetas de este libro son compatibles con la DMA y están pensadas (y testadas) para mantener nuestros niveles de glucosa estables. Con solo unos pocos ajustes se pueden unir estos dos métodos para reparar nuestro metabolismo, cuidar nuestros niveles de glucosa y optimizar nuestra salud al máximo.

Antes de empezar a cocinar

Las recetas de este libro no solo son muy golosas y saludables, sino que también son fáciles de preparar y, en su mayoría, muy rápidas, para que puedas usarlas en tu día a día, como hago yo. Además, todas han sido probadas con mi familia y mis amigos, y han tenido éxito en cualquier situación.

Antes de empezar a prepararlas, te recomiendo que leas este apartado, en el que te voy a dar algún consejo e información que te va a ser útil a la hora de ponerte a cocinar.

Tiempos de preparación y cocción

En todas las recetas del libro se especifican claramente tanto los tiempos de preparación como de cocción, pero es importante tener presente que los tiempos son aproximados, ya que cada cocina y cada horno son diferentes. Antes de sacar cualquier preparación del horno, asegúrate de que esté bien cocinada: usa un palillo o un tenedor para pinchar la masa; si el palillo sale limpio, la masa está cocida, si no es así, necesita un poco más de tiempo en el horno.

Ingredientes y sustituciones

Cada uno tiene sus gustos personales, así como cada país tiene sus propios alimentos. La mayoría de las recetas de este libro están pensadas para facilitarte la vida y para ser usadas en tu día a día: si un alimento no te gusta o no lo encuentras, no te preocupes. Lo mejor es simplemente sustituir ese alimento en concreto por otro del mismo tipo, que tenga características similares.

Ejemplos: en mi receta de shakshuka vegana de garbanzos (p. 52), se puede sustituir esta legumbre por otra que te guste más como las lentejas, si es el caso; lo mismo con el resto de los ingredientes en las otras recetas.

Celíacos, vegetarianos y veganos

En este libro he incluido muchas recetas aptas para celíacos, vegetarianos y veganos. Cada una de ellas tiene diferentes símbolos para indicar con qué tipo de alimentación son compatibles. Estos son los símbolos:

Sin gluten | Vegetariano | Vegano

Nota: algunas de las recetas en este libro, calificadas como sin gluten, contienen avena, ya que hoy en día se puede encontrar avena certificada sin gluten.

Medidas y conversiones

Todas las recetas del libro están expresadas en las medidas estándares de tazas y cucharas medidoras, por lo cual recomiendo tener un set completo. La medición de los ingredientes será mucho más fácil. Esta es la tabla de conversiones:

			Mililitros
1 taza	16 cucharadas	48 cucharaditas	240 ml
¾ taza	12 cucharadas	36 cucharaditas	180 ml
½ taza	8 cucharadas	24 cucharaditas	120 ml
¼ taza	4 cucharadas	12 cucharaditas	60 ml
⅛ taza	2 cucharadas	6 cucharaditas	30 ml
1/16 taza	1 cucharadas	3 cucharaditas	15 ml

Utensilios

La mayoría de las recetas de este libro no requieren utensilios de cocina muy especiales.

Levadura de repostería

Si bien la levadura de repostería se puede comprar, personalmente prefiero hacerla yo misma mezclando bicarbonato y cremor tártaro en partes iguales. El resultado es perfecto y, de esta forma, me aseguro de no consumir los almidones y azúcares que normalmente contienen las levaduras químicas industriales.

Conclusión

Comer debería ser una experiencia positiva y revitalizante, que nos recargue de energía y nos brinde satisfacción, relajación y alegría. Ser un deleite para nuestro paladar y un impulso para nuestra salud.

En las páginas de este libro revelaré las recetas que forman parte de mi rutina diaria, transformando así la hora de la comida en un evento maravilloso lleno de vivacidad, fragancias y deliciosos sabores. Es una oportunidad para disfrutar y sentirnos bien mientras cuidamos nuestro cuerpo con alimentos saludables.

Además, con estas recetas podrás redescubrir la pasión por la cocina y experimentar la satisfacción de crear platos nutritivos tanto para ti como para tus seres queridos.

A menudo, cocinar de manera saludable puede parecer un desafío, especialmente cuando se cocina para varias personas. El temor a que los demás no disfruten de lo que preparamos nos lleva a optar por recetas cargadas de azúcar, nata y mantequilla.

Personalmente he experimentado este dilema en innumerables ocasiones, hasta que comprendí que muchos de los platos favoritos de mi familia y amigos podían ser reinventados de forma más saludable. Descubrí que era posible crear nuevas y deliciosas recetas sin recurrir a harinas refinadas, azúcares y otros ingredientes poco saludables.

Hoy en día, gracias a numerosos descubrimientos y estudios sobre la alimentación, sabemos que existe una gran variedad de ingredientes ricos en nutrientes y beneficios que nos permite adaptar recetas tradicionales a un estilo de vida más saludable. **Renunciar a las harinas**

refinadas, los alimentos prefabricados y los azúcares ya no es tan complicado como antes.

La falta de tiempo es una de las principales barreras que enfrentamos cuando se trata de comer bien. En medio de nuestras ajetreadas agendas, a menudo nos encontramos optando por la conveniencia en lugar de la calidad, eligiendo lo más rápido y fácil sin pensar en los beneficios para nuestra salud. Sin embargo, te sorprenderá saber que incluso las comidas que se preparan en unos pocos minutos pueden ser nutritivas y deliciosas.

Este libro no es simplemente una colección de recetas: representa una oportunidad única para transformar tu enfoque hacia la alimentación y el bienestar de tu familia.

Es el momento de dejar atrás los alimentos ultraprocesados y redescubrir los auténticos sabores de la comida real, sin aditivos, azúcares añadidos ni grasas innecesarias, utilizando únicamente ingredientes de alta calidad.

Aquí encontrarás 111 recetas cuidadosamente seleccionadas, diseñadas para adaptarse a tu ajetreado estilo de vida y satisfacer tus necesidades culinarias en cualquier ocasión: desde almuerzos rápidos entre semana hasta picoteos con amigos e incluso celebraciones familiares.

Estas recetas te ayudarán a llevar una vida más saludable, inspiradas en sabores de todo el mundo y presentando opciones innovadoras y originales.

Además, muchas de estas recetas son aptas para dietas vegetarianas, veganas o libres de gluten, lo que las hace accesibles para una amplia gama de preferencias alimenticias. Prepárate para ponerte manos a la obra en la cocina y explorar un mundo de sabores y beneficios para la salud.

Vamos a embarcarnos en una emocionante travesía culinaria que nos llevará a explorar los rincones más deliciosos y saludables de la cocina.

Este libro no solo es una colección de recetas, sino un portal hacia un estilo de vida más vibrante y nutritivo. Es una invitación a redefinir nuestra relación con la comida, a valorar cada ingrediente y a redescubrir el placer de cocinar con pasión y creatividad.

Imagina el aroma embriagador de las hierbas frescas, el estallido de color de las verduras crujientes y la tentadora mezcla de especias que dan vida a cada plato. Aquí, en estas páginas, encontrarás un universo de posibilidades culinarias que te inspirarán a experimentar, a probar nuevos sabores y a deleitar tus sentidos con cada bocado.

Desde los desayunos energizantes que te preparan para afrontar el día hasta las cenas reconfortantes que te acogen al final de la jornada, estas recetas están diseñadas para satisfacer tus antojos y nutrir tu cuerpo con ingredientes frescos y nutritivos. **Cada página es una invitación a explorar, a aprender y a disfrutar del placer de cocinar para ti y tus seres queridos.**

Y lo mejor de todo es que estas recetas son mucho más que simples instrucciones para preparar comida; son historias que hablan de la pasión por la cocina, la conexión con la tierra y el amor por el bienestar. Son el reflejo de un viaje culinario en el que cada plato es una expresión de creatividad y cuidado.

Así que toma tus utensilios de cocina, ponte el delantal y prepárate para sumergirte en un mundo de sabores, texturas y aromas que te transportarán a lugares lejanos y te harán redescubrir la alegría de cocinar.

¡Bienvenido a un viaje culinario inolvidable, donde cada receta es una puerta abierta hacia una vida más saludable y deliciosa!

111 RECETAS
PARA ACELERAR TU METABOLISMO

DESAYUNOS

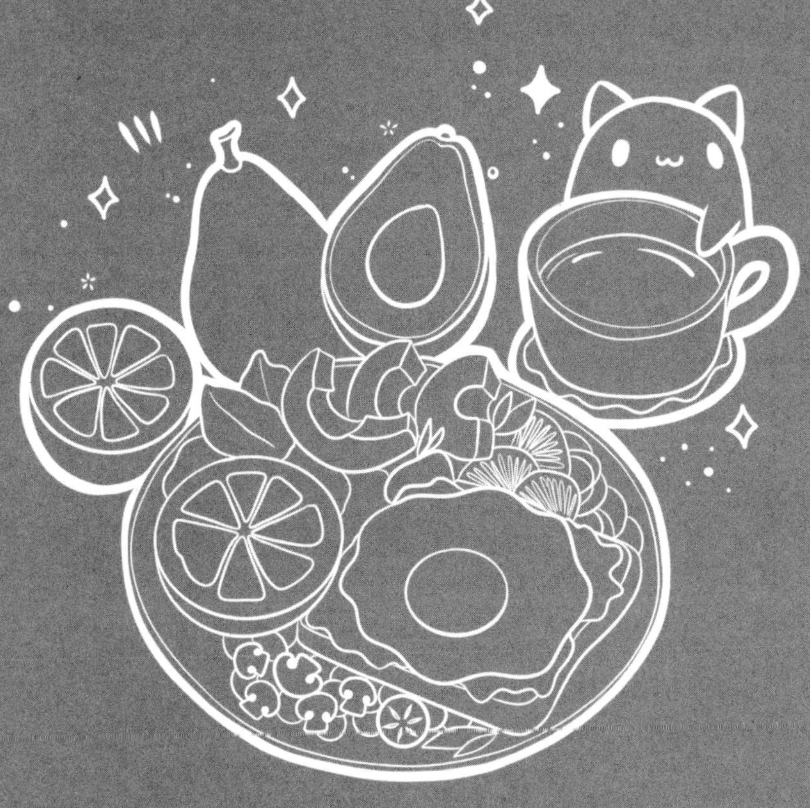

TOSTADA DE GARBANZOS, TOMATE Y RÚCULA

Fase 1 y 3 · Porciones: 1 · Preparación: 5 minutos

  (si se usa el pan de trigo sarraceno)

Ingredientes:

- 1 rebanada de pan de centeno o trigo sarraceno (pp. 219 y 217)
- ½ taza de garbanzos cocidos
- 1 diente de ajo pelado
- 1 cucharada de zumo de limón
- ½ cucharadita de comino en polvo
- sal y pimienta al gusto
- 1 tomate en rodajas
- 1 puñado de hojas frescas de rúcula

Instrucciones:

1. En un procesador de alimentos mezcla los garbanzos escurridos, el ajo, el zumo de limón, el comino en polvo, la sal y la pimienta.
2. Tritura hasta obtener una mezcla suave y homogénea. Si es necesario, puedes agregar un poco de agua para lograr la consistencia deseada.
3. Tuesta la rebanada de pan en una tostadora o en una sartén hasta que esté dorada y crujiente.
4. Unta generosamente la rebanada de pan con el humus.
5. Coloca rodajas de tomate fresco sobre el humus.
6. Distribuye las hojas frescas de rúcula sobre el tomate.

TOSTADA DE ESCALIVADA CON ATÚN AL NATURAL

Fase 1 y 3 · Porciones: 1 · Preparación: 5 minutos

 (si se usa el pan de trigo sarraceno)

Ingredientes:

- 1 rebanada de pan de centeno o trigo sarraceno (pp. 219 y 217)
- ¼ de taza de escalivada (p. 71)
- 1 lata de atún al natural, escurrido
- sal y pimienta al gusto

Instrucciones:

1. El día anterior, prepara la escalivada.
2. A la mañana siguiente, tuesta la rebanada de pan en una tostadora o en una sartén hasta que esté dorada y crujiente.
3. Mientras tanto, abre la lata de atún al natural y escúrrelo.
4. Coloca unas cuantas tiras de pimiento y berenjena sobre la rebanada de pan tostado y pon encima el atún.
5. Agrega sal y pimienta al gusto sobre la tostada.

TOSTADA DE FIAMBRE DE POLLO Y PEPINILLOS

Fase 1 y 3 · Porciones: 1 · Preparación: 5 minutos

 (si se usa el pan de trigo sarraceno)

Ingredientes:

- 1 rebanada de pan de centeno o trigo sarraceno (pp. 219 y 217)
- 1 porción de fiambre de pollo (p. 172)
- ½ tomate maduro cortado en rodajas
- 2 pepinillos cortados en rodajas (p. 231)
- sal y pimienta al gusto

Instrucciones:

1. Tuesta la rebanada de pan en una tostadora o en una sartén hasta que esté dorada y crujiente.
2. Coloca las rodajas de tomate fresco sobre el pan y añade el fiambre de pollo encima.
3. Distribuye las rodajas de pepinillos sobre el pollo.
4. Aliña con sal y pimienta al gusto.

SHAKSHUKA VEGANA DE GARBANZOS

Fase 1 y 3 · Porciones: 4 · Preparación: 10 minutos
Cocción: 25 minutos

Ingredientes:

- 1 cebolla grande picada
- 3 dientes de ajo picados
- 1 pimiento rojo cortado en daditos
- 1 pimiento amarillo cortado en daditos
- 1 cucharadita de comino molido
- 1 cucharadita de pimentón dulce
- ½ cucharadita de cúrcuma en polvo
- ½ cucharadita de chile en polvo (opcional, para un toque picante)
- 1 lata de 400 g de tomates triturados
- 2 tazas de garbanzos escurridos y enjuagados
- sal y pimienta al gusto
- perejil fresco picado para decorar

Instrucciones:

1. En una sartén grande a fuego medio, pon la cebolla con una cucharada de agua y cocina hasta que esté transparente, unos 3-4 minutos.
2. Añade el ajo y cocina un minuto más, hasta que desprenda su aroma.
3. Agrega los pimientos rojo y amarillo y cocina unos 5 minutos, hasta que estén tiernos.
4. Echa el comino, el pimentón dulce, la cúrcuma y el chile en polvo (si lo usas). Cocina un minuto más, removiendo constantemente, para que las especias liberen su aroma.

5. Vierte los tomates triturados y los garbanzos en la sartén. Reduce el fuego a medio-bajo y deja que la mezcla cueza a fuego lento durante unos 10-15 minutos, o hasta que la salsa se espese ligeramente.
6. Sazona con sal y pimienta al gusto. Cubre la sartén y cocina unos 5 minutos más.
7. Espolvorea con perejil fresco picado y sírvelo caliente.

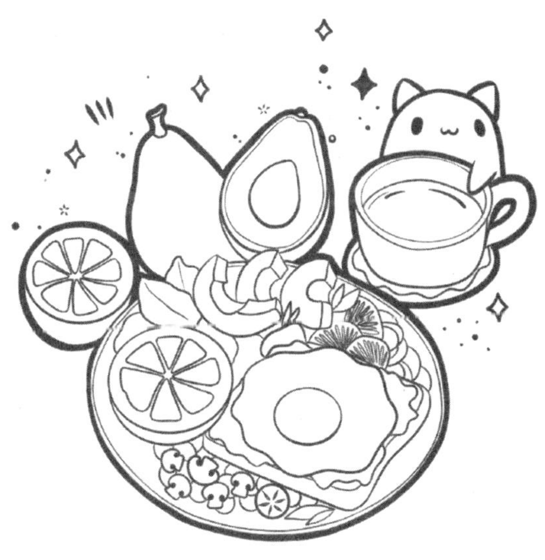

TORTILLA CLARA DE ESPINACAS Y CHAMPIÑONES

Fase 1 y 2 · Porciones: 1 · Preparación: 5 minutos
Cocción: 10-15 minutos

Ingredientes:

- 4 huevos
- un puñado de espinacas frescas picadas
- 4-5 champiñones en rodajas finas
- sal y pimienta al gusto
- hierbas frescas, como perejil o cebollino

Instrucciones:

1. Separa las claras de huevo de las yemas. Asegúrate de que no quede ninguna yema en las claras.
2. En una sartén antiadherente a fuego medio, pon las verduras con un poco de sal y saltea unos minutos.
3. Mientras tanto, en un bol grande, bate las claras de huevo; después añade las verduras y mezcla bien para incorporar los ingredientes.
4. Vierte la mezcla en la sartén antiadherente y deja cocinar unos minutos.
5. Cuando las claras empiecen a cuajar, con una espátula, dobla los bordes de las claras hacia el centro, creando la forma de una tortilla.
6. Cocina a fuego medio-bajo hasta que las claras se vean completamente cuajadas y las espinacas y champiñones estén tiernos.
7. Si lo deseas, decora con hierbas frescas como perejil o cebollino.

SMOOTHIE VERDE

Fase 1 y 2 · Porciones: 1 · Preparación: 5 minutos

Ingredientes:

- 1 taza de espinacas frescas troceadas
- ½ pepino pelado y cortado en trozos
- zumo de 1 limón
- 1 *scoop* de proteína de guisante aislada de alta calidad
- 1 taza de agua fría
- cubos de hielo (opcional)
- estevia, monk fruit o xilitol de abedul al gusto para endulzar

Instrucciones:

1. En una licuadora, agrega las espinacas, el pepino, el zumo de limón, la proteína de guisante aislada y el agua fría.
2. Si prefieres una textura más espesa, añade cubitos de hielo en este punto.
3. Agrega el endulzante al gusto.
4. Licúa todos los ingredientes hasta obtener una mezcla suave y homogénea.
5. Vierte el *smoothie* verde en un vaso y sírvelo de inmediato.
6. Puedes decorar con una rodaja de limón en el borde del vaso o agregar hojas de menta para darle un toque fresco.

TORTILLA DE CLARAS CON ESPINACAS Y SALMÓN

Fase 2 · Porciones: 1 · Preparación: 5 minutos
Cocción: 15 minutos

Ingredientes:

- 3 huevos
- un puñado de espinacas frescas picadas
- 56 g de salmón ahumado, cortado en tiras
- sal y pimienta al gusto
- perejil fresco (opcional, para decorar)

Instrucciones:

1. Separa las claras de huevo de las yemas, asegurándote de que no haya ninguna yema en las claras.
2. En un tazón, bate las claras de huevo con un tenedor o batidor hasta que estén bien mezcladas.
3. Agrega las espinacas picadas y las tiras de salmón ahumado a las claras de huevo. Mezcla bien.
4. Añade sal y pimienta al gusto y vuelve a mezclar.
5. Calienta una sartén antiadherente a fuego medio.
6. Vierte la mezcla de claras, espinacas y salmón en la sartén caliente. Cocina sin añadir aceite, utilizando una sartén antiadherente, hasta que los bordes estén firmes y el centro haya cuajado. Puedes tapar la sartén para acelerar el proceso.
7. Si lo deseas, decora con perejil fresco picado por encima.

REVUELTO DE TOFU

Fase 2 · Porciones: 2 · Preparación: 5 minutos
Cocción: 15 minutos

Ingredientes:

- 240 g de tofu firme
- ½ cebolla picada
- ½ pimiento rojo picado
- 1 taza de hojas de kale picadas
- 1 diente de ajo picado
- sal y pimienta al gusto
- especias opcionales: cúrcuma, comino, pimentón al gusto
- perejil fresco picado (opcional, para decorar)

Instrucciones:

1. Escurrir el tofu y presionarlo ligeramente para eliminar el exceso de agua. Desmenuzarlo con las manos en trozos pequeños.
2. En una sartén antiadherente a fuego medio, saltea la cebolla, el pimiento y el ajo hasta que estén tiernos, sin añadir aceite. Puedes usar un poco de agua para evitar que se peguen.
3. Añade el tofu desmenuzado.
4. Condimenta con sal, pimienta y tus especias opcionales favoritas. La cúrcuma es una buena opción para darle un color amarillo y un sabor adicional.
5. Agrega las hojas de kale picadas a la mezcla de tofu y verduras.
6. Cocina por unos minutos hasta que el kale esté ligeramente marchito pero aún vibrante.

7. Sazona según tus preferencias.
8. Sirve el revuelto de tofu caliente y, si lo deseas, decora con perejil fresco picado.

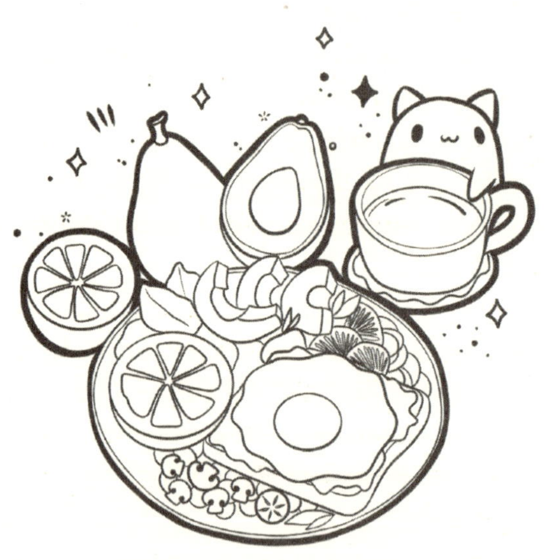

EGG CUPS CON VERDURITAS

Fase 1 y 2 · Porciones: 2 · Preparación: 5 minutos
Cocción: 25 minutos

Ingredientes:

- 6 claras de huevo
- 1 pimiento rojo picado en trozos pequeños
- 100 g de champiñones picados
- sal y pimienta al gusto
- hierbas frescas como cebollino o perejil (opcional, para decorar)

Instrucciones:

1. Precalienta el horno a 180 °C.
2. En una sartén antiadherente a fuego medio, saltea los champiñones y el pimiento rojo picado sin añadir aceite. Saltea hasta que las verduras estén tiernas.
3. Retira las verduras del fuego y déjalas enfriar.
4. En un tazón, bate las claras de huevo y sazona con sal y pimienta al gusto.
5. Echa las verduras salteadas a las claras de huevo y mezcla bien.
6. Vierte la mezcla de claras y verduras en moldes para muffins o tazas para horno, llenándolos hasta dos tercios de su capacidad.
7. Hornea en el horno precalentado durante aproximadamente 15-20 minutos o hasta que los *egg cups* estén firmes y dorados en los bordes.
8. Sácalos del horno y deja que se enfríen un poco.
9. Si lo deseas, decora con hierbas frescas como cebollino o perejil antes de servir.

CREMA DE CLARAS CON VAINILLA

Fase 1 y 2 · Porciones: 2 · Preparación: 5 minutos
Cocción: 8 minutos

Ingredientes:

- 6 claras de huevo
- 1-2 cucharaditas de extracto de vainilla
- ralladura de limón
- 1 cucharadita de agar-agar en polvo
- 1 taza de agua
- 3 cucharadas de xilitol o estevia al gusto

Instrucciones:

1. Pon una cazuela a fuego medio con el agua, la ralladura de limón, el extracto de vainilla y el edulcorante.
2. Cuando se deshaga el edulcorante, agrega las claras de huevo y remueve constantemente.
3. Cuando las claras empiecen a cambiar de color añade el agar-agar en polvo. Baja el fuego y sigue removiendo.
4. Cuando la mezcla empiece a espesar, bátela con la batidora para que quede homogénea y cremosa.
5. Sírvela en dos potecitos o vasos y déjala enfriar en la nevera un par de horas.
6. Espolvorea un poco más de ralladura de limón por encima para un toque adicional.

TOSTADA DE AGUACATE Y HUEVO 2.0

Fase 3 · Porciones: 2 · Preparación: 5 minutos
Cocción: 5 minutos

Ingredientes:

- 2 rebanadas de pan de centeno (p. 219)
- ½ aguacate maduro
- 2 huevos
- un puñado de espinacas frescas
- sal y pimienta al gusto
- 4 cucharadas de humus
- 1 ½ cucharadas de semillas de cáñamo
- chile en hojuelas (opcional, para un toque picante)

Instrucciones:

1. Tuesta las rebanadas de pan de centeno en una tostadora o en una sartén hasta que estén doradas y crujientes.
2. Mientras se tuesta el pan, corta el aguacate por la mitad, retira el hueso y saca la pulpa.
3. Coloca la pulpa de aguacate en un tazón y aplástala con un tenedor hasta obtener un puré. Puedes agregar sal y pimienta al gusto.
4. Echa agua en una sartén pequeña y lleva a ebullición.
5. Rompe los huevos en tazones individuales. Remueve el agua hirviendo con una cuchara para crear un remolino y, cuidadosamente, desliza cada huevo en el centro del remolino. Cocina durante 3-4 minutos para obtener huevos poché.
6. Unta generosamente el puré de aguacate sobre las rebanadas de pan tostado.

7. Coloca las espinacas frescas sobre el aguacate.
8. Coloca un huevo poché sobre cada tostada.
9. Agrega dos cucharadas de humus sobre cada huevo poché.
10. Espolvorea semillas de cáñamo por encima del humus.
11. Sazona con sal y pimienta al gusto.
12. Agrega chile en hojuelas si deseas un toque picante.

PUDÍN DE CHÍA CON ARÁNDANOS Y YOGUR DE COCO

Fase 3 · Porciones: 2 · Preparación: 5 minutos

Ingredientes:

- 1 taza de leche de coco
- 2 cucharadas de yogur de coco (p. 223)
- 2 cucharadas de semillas de chía
- 1 taza de arándanos
- xilitol de abedul o estevia al gusto (opcional)

Instrucciones:

1. En un tazón, combina la leche de coco y el yogur de coco. Remueve bien para obtener una mezcla homogénea.
2. Añade las semillas de chía a la mezcla de leche de coco y yogur. Revuelve para asegurarte de que las semillas de chía estén bien distribuidas.
3. Si lo deseas más dulce, puedes agregar endulzante al gusto y mezclar nuevamente. Echa miel, jarabe de arce o el endulzante de tu elección.
4. Cubre el tazón con papel film o una tapa y colócalo en el refrigerador.
5. Deja reposar en la nevera durante al menos 4 horas o preferiblemente durante toda la noche. Remueve la mezcla una vez después de la primera hora para evitar que las semillas de chía se agrupen.
6. Una vez que la mezcla haya adquirido una consistencia de pudín, sírvela en tazones individuales.
7. Decora con arándanos.

TOSTADAS DE PESTO CON TOMATE Y ALBAHACA

Fase 3 · Porciones: 2 · Preparación: 5 minutos

Ingredientes:

- 2 rebanadas de pan de centeno (p. 219)
- 1 tomate en rodajas
- 4 cucharadas de pesto vegano (p. 230)
- hojas de albahaca fresca para decorar
- sal y pimienta al gusto

Instrucciones:

1. Tuesta las rebanadas de pan en una tostadora o en una sartén hasta que estén doradas y crujientes.
2. Unta generosamente cada tostada con pesto vegano.
3. Coloca rodajas de tomate o tomates cherry sobre el pesto.
4. Decora con hojas frescas de albahaca.
5. Sirve las tostadas de pesto vegano con tomate y albahaca como un aperitivo saludable o como un delicioso desayuno.

TOSTADA DE SALMÓN AHUMADO CON PAN DE CENTENO

Fase 3 · Porciones: 1 · Preparación: 5 minutos

Ingredientes:

- 1 rebanada de pan de centeno (p. 219)
- 50 g de salmón ahumado
- 1 cucharada de untable de anacardos (opcional)
- rodajas finas de pepino (opcional)
- rodajas finas de cebolla roja (opcional)
- eneldo fresco picado (opcional)
- zumo de limón (opcional)
- pimienta negra recién molida (opcional)

Instrucciones:

1. Tuesta la rebanada de pan de centeno en una tostadora o en una sartén hasta que esté dorada y crujiente.
2. Si lo deseas, puedes untar una capa fina de untable de anacardos sobre la tostada de pan de centeno.
3. Coloca las rodajas de salmón ahumado sobre el pan tostado.
4. Si lo prefieres, puedes agregar rodajas finas de pepino y cebolla roja sobre el salmón para darle más sabor y textura.
5. Espolvorea un poco de eneldo fresco picado sobre la tostada para realzar el sabor del salmón.
6. Exprime un poco de zumo de limón fresco sobre la tostada para añadir un toque de frescura.
7. Finaliza con una pizca de pimienta negra recién molida, si lo deseas.

HUEVOS EN PURGATORIO CON RICOTTA DE ALMENDRAS

Fase 3 · Porciones: 4 · Preparación: 5 minutos
Cocción: 15 minutos

Ingredientes:

- 4 huevos
- 1 lata de 400 g de tomate triturado
- 2 dientes de ajo picados
- 1 ½ cucharadas de aceite de oliva
- ½ cucharadita de pimentón dulce ahumado
- sal y pimienta al gusto
- 4 cucharadas de ricotta de almendras (p. 225)
- perejil fresco picado para decorar (opcional)
- 4 rebanadas de pan de centeno tostado para servir

Instrucciones:

1. En una sartén grande, saltea a fuego medio el tomate triturado junto con el aceite, el ajo y el pimentón.
2. Cocina la salsa de tomate durante unos 10 minutos, o hasta que esté ligeramente espesa. Sazona con sal y pimienta al gusto.
3. Con una cuchara, haz pequeños huecos en la salsa de tomate.
4. Casca un huevo en cada hueco que hayas hecho en la salsa de tomate.
5. Tapa la sartén y cocina a fuego medio-bajo durante unos 5-7 minutos, o hasta que las claras estén cocidas pero las yemas todavía sigan líquidas.
6. Mientras tanto, tuesta el pan.

7. Retira la sartén del fuego y coloca una cucharada de ricotta de almendras sobre cada huevo.
8. Espolvorea con perejil fresco picado si lo deseas.
9. Sirve los huevos en purgatorio con ricotta de almendras directamente en la sartén con el pan integral tostado caliente.

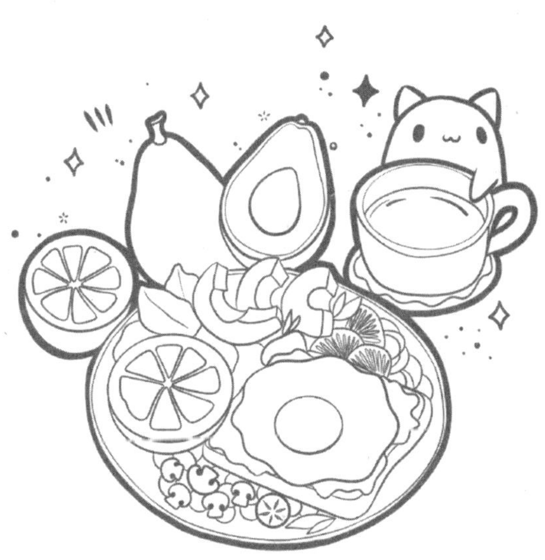

ENTRANTES VERDES

ESCALIVADA

Fase 1, 2 y 3 · Porciones: 1 · Preparación: 20 minutos
Cocción: 50 minutos

Ingredientes:

- 4 pimientos rojos
- 2 berenjenas (solo F1 y F3)
- 1 cebolla
- aceite de oliva virgen extra (opcional; solo F3)

Instrucciones:

1. Precalienta el horno a 200 °C.
2. Lava los pimientos y las berenjenas, sécalos bien con un trapo limpio y pela la cebolla.
3. Coloca todas las verduras enteras sobre una bandeja de horno y haz un pequeño corte en las berenjenas.
4. Vierte un poco de aceite de oliva sobre tus verduras y pincélalas para cubrir la superficie. Este paso es opcional, puedes asar las verduras sin aceite si lo prefieres.
5. Hornea tus verduras durante unos 50 minutos, hasta que estén bien cocidas. De vez en cuando, dales la vuelta para que se hagan bien por todos los lados.
6. Cuando estén bien cocidas, sácalas del horno y déjalas templar, para que no se encuentren tan calientes cuando vayas a pelarlas.
7. Con mucho cuidado, pela todas las verduras y retira las semillas de los pimientos. Ten especial cuidado de no quemarte con los pimientos, ya que pueden contener agua muy caliente en el interior.

8. Corta los pimientos y las berenjenas en tiras y la cebolla en cuartos.
9. Coloca tus verduras en un plato y aliña con sal, aceite, ajo, perejil picado o lo que más te guste.
10. Puedes conservar la escalivada en la nevera en un contenedor hermético. Se conservará 4-5 días sin problema.

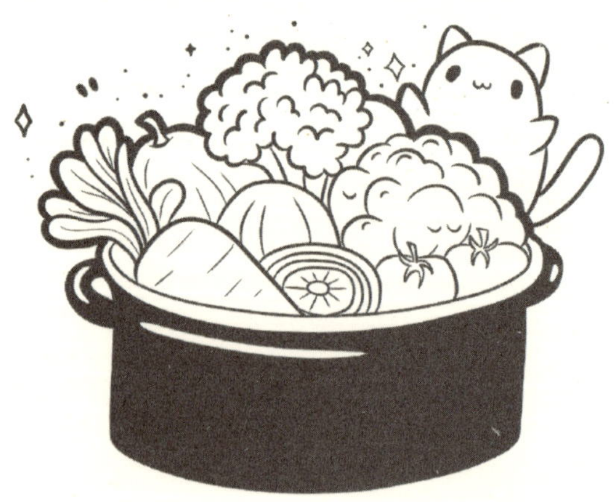

COL AL HORNO

Fase 1, 2 y 3 · Porciones: 4 · Preparación: 5 minutos
Cocción: 25 minutos

Ingredientes:

- 1 col mediana cortada en rodajas de 3 cm de grosor
- sal y pimienta al gusto
- ajo en polvo, cebolla en polvo, hierbas secas como tomillo o romero (opcional, para sazonar)
- 6 o 7 cucharadas de caldo de verduras

Instrucciones:

1. Precalienta el horno a 200 °C. Forra una bandeja para hornear con papel de hornear.
2. Coloca las rodajas de col en la bandeja para hornear en una sola capa. Vierte el caldo sobre la col para humedecerla.
3. Espolvorea la col con sal, pimienta y cualquier otro condimento que desees usar, como ajo en polvo, cebolla en polvo o hierbas secas.
4. Hornea en el horno precalentado durante 25-30 minutos, o hasta que esté tierna y ligeramente dorada en los bordes.
5. Retira del horno y sirve caliente.

DIP DE BRÓCOLI

Fase 1 y 2 · Porciones: 2 · Preparación: 5 minutos
Cocción: 15 minutos

Ingredientes:

- 2 tazas de brócoli
- zumo de 1 limón
- 1 cucharada de mostaza
- 1 cucharadita de ajo en polvo
- 1 cucharadita de cebolla en polvo
- 1 cucharadita de tajín o chile molido al gusto
- sal

Instrucciones:

1. Lavar bien el brócoli y cortarlo en trozos.
2. Ponerlo a hervir unos 15 minutos o hasta que esté completamente cocido.
3. Escurrirlo.
4. Echar todos los ingredientes en el vaso de la batidora y procesar hasta que se forme una crema homogénea. Si queda muy espesa añadir un poco de agua.

BRÓCOLI ASADO

Fase 1 y 2 · Porciones: 1 · Preparación: 5 minutos
Cocción: 20 minutos

Ingredientes:

- 1 cabeza grande de brócoli cortada en floretes
- sal y pimienta al gusto
- ajo en polvo, cebolla en polvo, pimentón u otras especias a tu gusto (opcional)

Instrucciones:

1. Precalienta el horno a 200 °C. Cubre una bandeja con papel de hornear o usa un espray antiadherente para rociarla ligeramente.
2. Coloca los floretes de brócoli en la bandeja para hornear en una sola capa. Asegúrate de que estén separados para que se cocinen de manera uniforme.
3. Espolvorea el brócoli con sal, pimienta y cualquier otra especia que desees usar, como ajo en polvo, cebolla en polvo o pimentón.
4. Hornea durante 15-20 minutos, o hasta que esté tierno y ligeramente dorado en los bordes.
5. Retira del horno y sirve caliente.

ENSALADA DE HINOJO

Fase 2 y 3 · Porciones: 4 · Preparación: 15 minutos
Reposo: 1 hora

Ingredientes:

- 4 hinojos cortados muy finamente
- 4 cucharadas de vinagre de sidra de manzana
- zumo de ½ limón
- unos trozos de limón fermentado (opcional)

Instrucciones:

1. En un tazón grande, coloca las rodajas de hinojo cortadas finamente.
2. Mezcla el vinagre de sidra de manzana y el zumo de limón.
3. Vierte la mezcla de vinagre y limón sobre el hinojo. Si estás usando trozos de limón fermentado, agrégalos también.
4. Agita todo bien para asegurarte de que el hinojo esté completamente cubierto con la mezcla de vinagre y limón.
5. Cubre el tazón y deja reposar la ensalada en el refrigerador durante al menos una hora para que los sabores se mezclen y el hinojo se marine.
6. Una vez que haya reposado, sirve la ensalada de hinojo.

COLES DE BRUSELAS CON VINAGRE BALSÁMICO

Fase 3 · Porciones: 2 · Preparación: 10 minutos
Cocción: 25-30 minutos

Ingredientes:

- 4 tazas de coles de Bruselas lavadas y cortadas por la mitad
- 1 cucharada de aceite de oliva
- 2 cucharadas de vinagre balsámico
- sal marina al gusto
- semillas de cáñamo (o cualquier semilla de tu elección) para decorar

Instrucciones:

1. Precalienta el horno a 200 °C. Cubre una bandeja con papel de hornear.
2. En un tazón grande, mezcla las coles de Bruselas con el aceite de oliva y el vinagre balsámico, asegurándote de que estén bien cubiertas.
3. Coloca las coles de Bruselas en la bandeja para hornear en una sola capa y espolvoréalas con sal marina al gusto.
4. Hornea las coles de Bruselas en el horno precalentado durante 25-30 minutos, o hasta que estén tiernas y doradas en los bordes, revolviéndolas a la mitad del tiempo de cocción para asegurar una cocción uniforme.
5. Retira del horno y sirve las coles de Bruselas calientes, espolvoreadas con semillas de cáñamo u otras semillas de tu elección como decoración.

COMIDAS

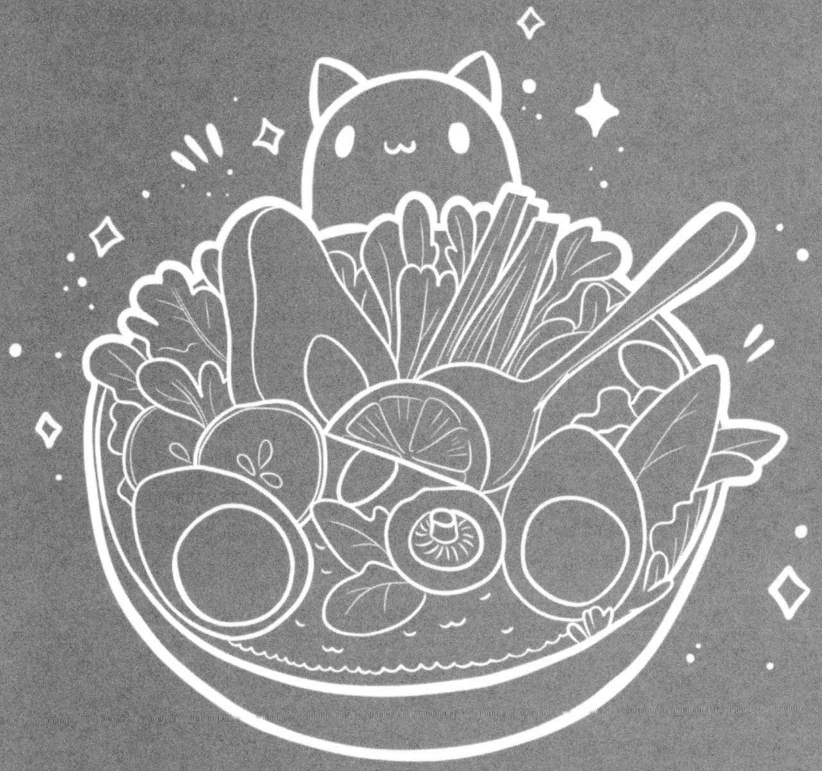

ENSALADA DE ATÚN Y JUDÍAS BLANCAS

Fase 1 y 3 · Porciones: 2 · Preparación: 5 minutos

Ingredientes:

- 85 g de atún al natural escurrido
- ¾ taza de judías blancas cocidas, enjuagadas y escurridas
- 1 cebolla roja pequeña, cortada en rodajas finas
- 1 pimiento rojo cortado en daditos
- 1 pepino cortado en rodajas finas
- 1 tomate cortado en daditos
- zumo de 1 limón
- sal y pimienta al gusto
- perejil fresco picado (opcional, para decorar)

Instrucciones:

1. En un bol grande mezcla el atún, las judías blancas escurridas, la cebolla roja, el pimiento rojo, el pepino y el tomate.
2. Exprime el zumo de limón sobre la ensalada y mezcla bien para que todos los ingredientes se impregnen con el sabor del limón.
3. Sazona con sal y pimienta al gusto y vuelve a mezclar.
4. Opcionalmente, puedes decorar la ensalada con un poco de perejil fresco picado antes de servir.
5. La ensalada de atún y judías blancas puede ser un plato principal o un acompañamiento. Sírvela inmediatamente o déjala un rato en la nevera para que los sabores se mezclen aún más.

ENSALADA DE ARROZ INTEGRAL VEGANA

Fase 1 · Porciones: 2 · Preparación: 5 minutos
Cocción: 35-40 minutos

Ingredientes:

- 2 tazas de arroz integral cocido
- 1 taza de lentejas cocidas
- ½ cebolla roja finamente picada
- 1 pimiento rojo cortado en daditos
- 1 pimiento verde cortado en daditos
- 1 pepino cortado en daditos
- 3 zanahorias ralladas
- 1 taza de hojas de espinaca fresca
- 2 cucharadas de vinagre de manzana
- 1 cucharada de mostaza de Dijon
- dos gotas de estevia líquida (opcional, para endulzar)
- sal y pimienta al gusto
- perejil fresco picado

Instrucciones:

1. En un bol grande, combina el arroz integral cocido, las lentejas cocidas, la cebolla roja picada, el pimiento rojo y verde, el pepino, la zanahoria rallada y las hojas de espinaca. Mezcla bien todos los ingredientes.
2. En un tazón pequeño, mezcla el vinagre de manzana, la mostaza de Dijon y la estevia líquida si lo deseas. Bate bien la mezcla hasta que esté suave y homogénea.
3. Vierte la salsa de vinagre de manzana y mostaza sobre la ensalada de arroz integral y lentejas y mézclalo bien para

que todos los ingredientes estén cubiertos uniformemente con la salsa.

4. Sazona la ensalada con sal y pimienta al gusto y vuelve a mezclar.
5. Opcionalmente, puedes decorar la ensalada con un poco de perejil fresco picado antes de servir.
6. La ensalada de arroz integral vegana sin aceite puede ser un plato principal o un acompañamiento. Sírvela inmediatamente o déjala un rato en la nevera para que los sabores se mezclen aún más.

ENSALADA ESTILO GRIEGO

Fase 1 y 3 · Porciones: 4 · Preparación: 5 minutos

Ingredientes:

- 2 tazas de garbanzos cocidos y escurridos
- 2 tazas de pepino cortado en daditos
- 2 tazas de tomates cherry cortados por la mitad
- 1 taza de pimiento rojo cortado en daditos
- 1 taza de cebolla roja cortada en rodajas finas
- 1 taza de pepinillos en vinagre cortados en rodajas finas
- 1 taza de hojas de lechuga o espinaca fresca, lavadas y secadas
- 1 cucharada de vinagre de vino tinto
- 1 cucharadita de zumo de limón
- 1 cucharadita de orégano seco
- sal y pimienta al gusto
- 1 cucharada de alcaparras para dar un toque salado (opcional)

Instrucciones:

1. En un tazón grande echa el pepino, los tomates cherry, el pimiento rojo, la cebolla roja, los pepinillos en vinagre y las hojas de lechuga o espinaca.
2. En un tazón pequeño, mezcla el vinagre de vino tinto, el zumo de limón, el orégano seco, la sal y la pimienta para hacer el aderezo.
3. Vierte el aderezo sobre la ensalada y mezcla bien para asegurarte de que todos los ingredientes estén cubiertos uniformemente.

4. Si lo deseas, añade las alcaparras para darle un toque extra de sabor salado y mezcla suavemente.
5. Sirve la ensalada estilo griego vegana sin queso, olivas ni aceite en platos individuales y disfruta de esta comida fresca y deliciosa.

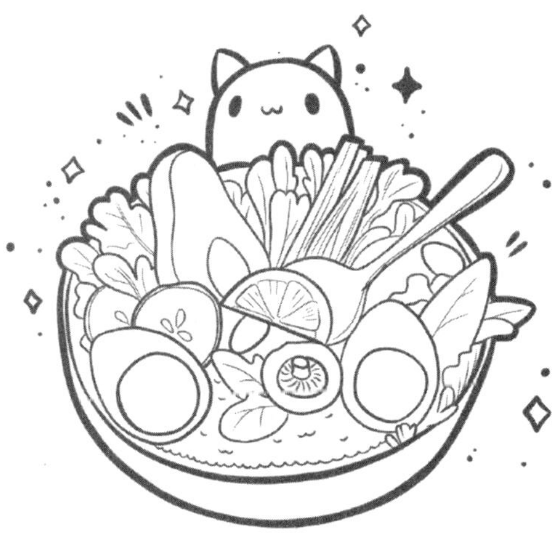

ENSALADA DE ESPINACAS Y FRESAS CON POLLO

Fase 1 · Porciones: 2 · Preparación: 20 minutos
Cocción: 15 minutos

Ingredientes:

- 2 tazas de espinacas frescas, lavadas y secas
- 1 taza de fresas lavadas, sin tallos y cortadas en rodajas
- 240 g de pechuga de pollo
- 1 taza de pepino cortado en daditos
- 1 cebolla roja cortada en rodajas finas
- 2 tallos de apio con sus hojas
- 4 rabanitos
- 4 ajos tiernos
- 2 cucharadas de vinagre balsámico
- 2 gotas de estevia líquida
- sal y pimienta al gusto
- 2 cucharaditas de mix de especias: pimienta, tomillo, cúrcuma, estragón, cilantro, hinojo, comino, pimienta de cayena y ajo en polvo

Instrucciones:

1. Corta el pollo en trocitos, ponlo en un bol y espolvoréalo con las especias y la sal. Deja reposar unos minutos.
2. Mientras tanto, echa en la batidora 4 fresas, el vinagre balsámico, un poco de sal, la estevia líquida y dos cucharadas de agua. Bate todo hasta obtener una vinagreta para la ensalada.
3. Pon a calentar una sartén y saltea el pollo cortado durante unos 10 o 15 minutos, hasta que quede bien dorado. Cuando esté al punto, déjalo enfriar y desmenúzalo.

4. En un tazón grande, coloca las espinacas frescas como base de la ensalada. Corta las verduras y las fresas en trocitos.
5. Distribuye todas las verduras y el resto de las fresas sobre las espinacas, añade el pollo desmenuzado.
6. Salpimienta al gusto y aliña con la salsa de fresa y vinagre; mezcla suavemente todos los ingredientes para que se integren los sabores.

ENSALADA DE GARBANZOS CON MANGO Y CILANTRO

Fase 1 · Porciones: 2 · Preparación: 35 minutos

Ingredientes:

- 1 taza de garbanzos cocidos y escurridos
- 1 mango maduro pelado y cortado en daditos
- 1 pepino cortado en daditos
- 3 tallos de apio cortados en daditos
- ½ cebolla roja finamente picada
- 1 pimiento rojo cortado en daditos
- ¼ de taza de cilantro fresco picado
- ¼ de taza de zumo de limón
- sal y pimienta al gusto

Instrucciones:

1. En un tazón grande, combina los garbanzos cocidos, los cubitos de mango, la cebolla roja picada, el pimiento rojo en daditos, el pepino, el apio y el cilantro fresco picado.
2. Exprime el zumo de limón sobre la ensalada y mezcla bien para combinar todos los ingredientes. Sazona con sal y pimienta al gusto.
3. Refrigera la ensalada durante al menos 30 minutos antes de servir para que los sabores se mezclen.
4. Sirve la ensalada de garbanzos con mango y cilantro como guarnición o como plato principal para una comida ligera y saludable.

BERENJENAS RELLENAS DE QUINOA

Fase 1 y 3 · Porciones: 2 en F1, 4 en F3 · Preparación: 15 minutos
Cocción: 35-40 minutos

Ingredientes:

- 2 berenjenas grandes
- 1 taza de quinoa cocida
- 1 taza de champiñones troceados
- 240 g de carne picada de ternera
- 1 cebolla finamente picada
- 2 dientes de ajo picados
- 1 pimiento rojo cortado en daditos
- 1 tomate cortado en daditos
- 2 cucharadas de hojas de menta fresca, picadas (opcional)
- 4 cucharadas de semillas de granada
- sal y pimienta al gusto

Instrucciones:

1. Precalienta el horno a 200 °C.
2. Corta las berenjenas por la mitad a lo largo, coloca las mitades en una bandeja cubierta con papel de hornear y asa durante unos 25-30 minutos, o hasta que estén ligeramente tiernas.
3. Mientras tanto, prepara el relleno. En una sartén grande a fuego medio, saltea la carne picada con la cebolla y el ajo hasta que estén tiernos y fragantes y la carne bien cocida.
4. Agrega el pimiento rojo y el tomate a la sartén y cocina por unos minutos más hasta que estén tiernos.
5. Incorpora la quinoa cocida al salteado y mezcla bien. Cocina

por unos minutos más para que los sabores se combinen. Condimenta con sal y pimienta al gusto.

6. Cuando las berenjenas estén cocidas, sácalas del horno y, con una cuchara, retira parte de la pulpa con cuidado, dejando un borde de aproximadamente 1 cm alrededor.
7. Rellena las mitades de berenjena con la mezcla de quinoa, carne y verduras.
8. Espolvorea una cucharada de semillas de granada sobre cada mitad de berenjenas y un poco de menta picada.

POKE BOL DE ARROZ INTEGRAL CON ATÚN FRESCO

Fase 1 · Porciones: 2 · Preparación: 15 minutos
Cocción: 35-40 minutos

Ingredientes:

- 2 tazas de arroz integral cocido
- 170 g de filete de atún fresco cortado en cubos
- ½ taza de garbanzos cocidos escurridos
- 1 zanahoria cortada en juliana
- 1 pepino cortado en rodajas finas
- ½ taza de repollo morado rallado
- ½ taza de rabanitos cortados en rodajas finas
- 1 mango maduro
- 3 cucharadas de salsa tamari
- 2 cucharadas de vinagre de arroz
- 1 cucharadita de jengibre fresco rallado
- cebollino picado para decorar (opcional)

Instrucciones:

1. En un tazón pequeño, mezcla la salsa de soja, el vinagre de arroz y el jengibre rallado para hacer el aderezo.
2. En un tazón grande, coloca los cubos de atún fresco y echa la mitad del aderezo sobre el atún hasta cubrirlo. Mezcla bien y reserva la otra mitad.
3. Corta todas las verduras y el mango.
4. En un tazón grande, coloca el arroz integral cocido como base.
5. Distribuye el atún marinado sobre el arroz integral en el tazón.

6. Distribuye los garbanzos, la zanahoria, el pepino, el repollo morado, los rábanos y el mango sobre el atún.
7. Rocía el resto del aderezo y decora el plato con cebollino picado.

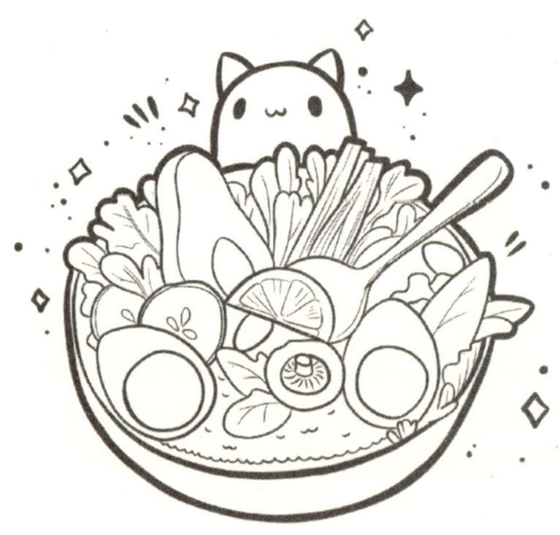

TOFU A LA PARRILLA CON VERDURAS

Fase 2 · Porciones: 2 · Preparación: 25 minutos
Cocción: 10 minutos

Ingredientes:

- 240 g de bloque de tofu firme
- 4 cucharadas de salsa tamari
- 1 cucharada de zumo de limón
- 1 cucharadita de ajo en polvo
- 1 cucharadita de cebolla en polvo
- ½ cucharadita de pimentón ahumado
- pimienta negra al gusto
- 4 tazas de verduras cortadas en trozos grandes: pimientos rojos y amarillos, cebolla, champiñones, brócoli

Instrucciones:

1. Primero, prepara el tofu cortándolo en rodajas de aproximadamente 1 cm de grosor. Colócalas entre dos paños de cocina limpios y presiona suavemente para eliminar el exceso de agua. Esto ayudará a que el tofu se cocine bien y absorba mejor los sabores.
2. En un tazón pequeño, mezcla la salsa de soja, el zumo de limón, el ajo en polvo, la cebolla en polvo, el pimentón ahumado y la pimienta negra. Esta mezcla será tu adobo para el tofu.
3. Coloca las rodajas en un plato poco profundo y vierte el adobo sobre ellas, asegurándote de que estén bien cubiertas por todos lados. Deja marinar durante al menos 15-20 minutos para que absorba los sabores.

4. Mientras, prepara las verduras. Puedes cortarlas en trozos grandes y colocarlas en un tazón.
5. Calienta una parrilla o sartén antiadherente a fuego medio-alto. No es necesario agregar aceite, ya que el tofu y las verduras tienen humedad suficiente para cocinarse sin que se peguen.
6. Una vez que la parrilla esté caliente, cocina el tofu durante unos 5-7 minutos por cada lado, o hasta que esté dorado y crujiente por fuera. Saltea las verduras para que se cocinen de manera uniforme.
7. Servir inmediatamente.

BARQUITOS DE LECHUGA CON TERNERA PICADA

Fase 1, 2 y 3 · Porciones: 2 · Preparación: 5 minutos
Cocción: 35-40 minutos

Ingredientes:

- 4 hojas grandes de lechuga romana
- 240 g de carne de ternera magra picada
- 2 cebollas picadas
- 2 dientes de ajo picados
- 2 tazas de champiñones picados
- 1 pimiento rojo picado
- 1 pimiento verde picado
- sal y pimienta al gusto
- mezcla de especias: comino, pimentón ahumado, jengibre fresco picado
- 4 cucharadas de salsa tamari

Instrucciones:

1. Lava bien las hojas de lechuga y sécalas con cuidado para que queden limpias y crujientes. Resérvalas.
2. En una sartén antiadherente a fuego medio, agrega la carne de ternera y cocina hasta que esté dorada y completamente hecha.
3. Agrega la cebolla picada y el ajo, y cocina hasta que estén tiernos y fragantes.
4. Incorpora las verduras a la sartén. Cocina unos minutos más hasta que estén tiernas pero aún crujientes.
5. Condimenta la mezcla de carne y verduras con sal, pimienta

y las especias. Añade la salsa tamari. Revuelve bien para que los sabores se mezclen.

6. Retira la sartén del fuego y deja que la mezcla se enfríe un poco.
7. Una vez que esté tibia, toma las hojas de lechuga y rellénalas con la mezcla de carne y verduras.

PAVO CON BRÓCOLI, PIMIENTOS Y SETAS AL WOK

Fase 1 y 2 · Porciones: 4 · Preparación: 15 minutos
Cocción: 15 minutos

Ingredientes:

- 480 g de pechuga de pavo cortado en tiras finas
- 1 brócoli grande cortado en floretes pequeños
- 2 pimientos (rojo y amarillo) cortados en tiras
- 3 tazas de setas (como champiñones o shiitake) en rodajas
- 4 cucharadas de salsa tamari
- 2 cucharadas de vinagre de sidra de manzana
- 2 cucharaditas de jengibre fresco rallado
- 2 dientes de ajo picados
- 1 cucharadita de harina de tapioca disuelta en 2 cucharadas de agua (opcional, para espesar la salsa)
- cebollino picado para decorar (opcional)

Instrucciones:

1. Pon un wok grande o una sartén antiadherente a fuego medio-alto.
2. Agrega el pavo cortado y saltea hasta que esté dorado por todos lados, aproximadamente 5 minutos.
3. Agrega los pimientos y las setas y continúa salteando durante otros 5 minutos, o hasta que las verduras estén tiernas pero aún crujientes.
4. Incorpora el brócoli y continúa salteando unos minutos más, hasta que esté tierno pero aún mantenga su color vibrante.
5. En un tazón pequeño, mezcla la salsa de soja, el vinagre de

arroz, el jengibre rallado y el ajo picado. Vierte esta mezcla sobre los ingredientes en el wok y revuelve bien para cubrir todo.

6. Opcionalmente, agrega la harina de tapioca disuelta en agua al wok y revuelve hasta que la salsa espese ligeramente.
7. Retira el wok del fuego y sirve el pavo con brócoli, pimientos y setas al wok sin aceite.
8. Decora con semillas de sésamo tostadas y cebollino picado, si lo deseas.

HUEVOS RELLENOS CON BRÓCOLI Y ATÚN

Fase 1 y 2 · Porciones: 4 · Preparación: 15 minutos
Cocción: 10 minutos

Ingredientes:

- 10 huevos grandes
- 1 taza de brócoli cortado en trozos pequeños
- 2 latas de atún al natural escurrido
- 1 cucharadita de mostaza de Dijon
- sal y pimienta al gusto
- perejil fresco picado para decorar (opcional)

Instrucciones:

1. Coloca los huevos en una olla grande y cúbrelos con agua fría. Lleva el agua a ebullición, luego reduce el fuego y cocina a fuego lento durante 10 minutos.
2. Mientras tanto, prepara el brócoli. Cocínalo al vapor durante unos minutos hasta que esté tierno pero aún crujiente. También puedes hervirlo durante unos minutos. Escúrrelo y deja que se enfríe.
3. Una vez que los huevos estén cocidos, retíralos del agua caliente y pásalos bajo agua fría para detener la cocción. Pela con cuidado y córtalos por la mitad a lo largo. Retira las yemas y guárdalas para la Fase 3.
4. Pon dos tercios del brócoli cocido en un bol y bátelo con una batidora hasta obtener un puré.
5. Echa el resto del brócoli y el atún escurrido en otro bol. Añade la mostaza de Dijon y combina todo hasta obtener una mezcla uniforme. Ajusta de sal y pimienta.

6. Rellena cada mitad de huevo con la mezcla de brócoli, atún y huevo.
7. Opcionalmente, decora los huevos rellenos con un poco de perejil fresco picado.
8. Refrigera los huevos rellenos durante al menos 30 minutos antes de servir para que estén bien fríos.

ROLLITOS DE LECHUGA CON EDAMAME Y CHAMPIÑONES

Fase 2 · Porciones: 4 · Preparación: 15 minutos
Cocción: 10 minutos

Ingredientes:

- 8 hojas grandes de lechuga lavadas y secadas
- 2 tazas de edamame cocido sin cáscara
- 2 tazas de champiñones limpios y en rodajas finas
- 1 pimiento rojo grande cortado en daditos
- ¼ de taza de cebolla roja finamente picada
- 2 cucharadas de salsa tamari
- 1 cucharadita de jengibre fresco rallado
- 1 diente de ajo picado
- 1 cucharadita de vinagre de sidra de manzana
- unas gotas de estevia (opcional, para añadir un toque de dulzura)

Instrucciones:

1. En una sartén grande a fuego medio, saltea los champiñones con el jengibre rallado y el ajo picado hasta que estén tiernos y dorados, aproximadamente 5 minutos.
2. Agrega los edamames cocidos, el pimiento cortado en daditos y la cebolla roja picada a la sartén. Cocina unos minutos más hasta que las verduras estén tiernas pero aún crujientes.
3. En un tazón pequeño, mezcla la salsa de soja, el vinagre de arroz y la estevia si vas a usarla. Vierte esta mezcla sobre las verduras en la sartén y combina bien. Cocina un minuto más.
4. Retira la sartén del fuego y deja que la mezcla se enfríe un poco.

5. Pon una hoja de lechuga sobre una superficie plana. Coloca una porción de la mezcla de edamame y champiñones en el centro de la hoja. Dobla los lados hacia dentro y enrolla desde la parte inferior, asegurándote de que el relleno esté bien contenido.
6. Sirve los rollitos de lechuga con edamame y champiñones fríos o a temperatura ambiente.

TEMPEH MARINADO CON ENSALADA DE COL MORADA

Fase 2 · Porciones: 4 · Preparación: 15 minutos
Marinado: 30 minutos · Cocción: 10 minutos

Ingredientes:

Para el tempeh marinado:

- 480 g de tempeh cortado en tiras o cubos
- ¼ de taza de salsa tamari
- 2 cucharadas de vinagre de sidra de manzana
- 1 cucharada de aceite de sésamo
- 1 cucharadita de jengibre fresco rallado
- 2 dientes de ajo picados
- unas gotas de estevia (opcional, para darle un toque dulce)

Para la ensalada de col morada:

- ½ col morada pequeña finamente rallada o picada
- ¼ de taza de cebolla roja finamente picada
- 2 cucharadas de vinagre de sidra de manzana
- sal y pimienta al gusto
- sirope de agave o miel (opcional)

Instrucciones:

1. En un tazón poco profundo, mezcla la salsa de soja, el vinagre de arroz, el jengibre rallado, el ajo picado, el aceite de sésamo y la estevia (si se usa) para hacer el marinado.
2. Agrega las tiras o cubos de tempeh al marinado y cúbrelas completamente. Deja que el tempeh marine en el refrigerador durante al menos 30 minutos, o preferiblemente durante varias horas para obtener un mejor sabor.

3. Mientras tanto, prepara la ensalada de col morada. En un tazón grande, mezcla la col morada rallada, la zanahoria rallada y la cebolla roja picada.
4. En otro tazón pequeño, mezcla el vinagre de manzana y el sirope de agave o miel (si se usa) para hacer el aderezo. Viértelo sobre la ensalada de col morada y mezcla bien para combinar. Sazona con sal y pimienta al gusto.
5. Calienta una sartén grande a fuego medio-alto. Agrega el tempeh marinado a la sartén y cocina durante 3-4 minutos por cada lado, o hasta que esté dorado y crujiente. Deja reposar unos minutos antes de servir junto a la ensalada.

ENSALADA DE POLLO RÁPIDA

Fase 1, 2 y 3 · Porciones: 2 · Preparación: 10 minutos
Cocción: 10 minutos

Ingredientes:

- 240 g de pechuga de pollo
- 2 tazas de lechuga picada (puedes usar lechuga romana o la variedad de tu preferencia)
- ½ pepino cortado en rodajas finas
- ¼ de cebolla roja cortada en rodajas finas
- 1 tomate cortado en daditos
- 1 zanahoria rallada
- ¼ de taza de cilantro fresco picado (opcional, para dar sabor)
- 2 cucharadas de vinagre balsámico
- 1 cucharadita de mostaza de Dijon
- sal y pimienta al gusto

Instrucciones:

1. Asa la pechuga de pollo en una parrilla antiadherente, durante unos 5 minutos por lado, o hasta que esté bien hecha.
2. En un tazón grande, combina la lechuga picada, el pepino, el tomate, la cebolla roja, la zanahoria rallada y el cilantro fresco picado, si lo estás usando. Agrega la pechuga de pollo cortada a tiras.
3. En un tazón pequeño, mezcla el vinagre balsámico y la mostaza de Dijon para hacer el aderezo.
4. Vierte el aderezo sobre la ensalada de pollo y vegetales y mezcla bien para asegurarte de que todos los ingredientes estén cubiertos uniformemente.

5. Sazona la ensalada con sal y pimienta al gusto, y mezcla nuevamente.
6. Sirve la ensalada de pollo rápida sin grasas en platos individuales y disfrútala como una comida ligera y saludable.

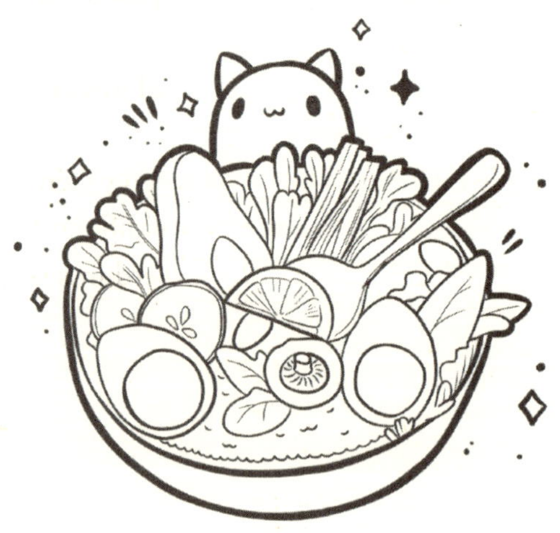

POLENTA DE GARBANZOS

Fase 1 y 3 · Porciones: 4 · Preparación: 10 minutos
Cocción: 25 minutos

Ingredientes:

- 1 taza de harina de garbanzos
- 3 tazas de agua
- sal
- especias al gusto como ajo en polvo, cebolla en polvo, pimienta o hierbas secas (opcional)

Instrucciones:

1. En una olla grande, lleva el agua a ebullición.
2. Agrega la harina de garbanzos lentamente mientras revuelves constantemente para evitar la formación de grumos.
3. Reduce el fuego a medio-bajo y continúa cocinando la mezcla, revolviendo constantemente, durante unos 5-7 minutos, o hasta que espese y comience a desprenderse de los lados de la olla.
4. Si lo deseas, agrega sal y especias al gusto para sazonar la polenta.
5. Una vez que esté lista, retírala del fuego y viértela en un molde o bandeja para que se enfríe y se solidifique.
6. Sírvela con salsa de tomate, carne, verduras o lo que quieras.

CURRY DE LENTEJAS ROJAS CON COLIFLOR

Fase 3 · Porciones: 4 · Preparación: 10 minutos
Cocción: 25 minutos

Ingredientes:

- 1 taza de lentejas rojas secas
- 1 cabeza de coliflor cortada en floretes pequeños
- 1 cebolla picada
- 3 dientes de ajo picados
- 1 trozo de jengibre fresco rallado
- 1 lata (400 ml) de leche de coco
- 2 cucharadas de pasta de curry rojo
- 1 cucharadita de cúrcuma en polvo
- 1 cucharadita de comino molido
- 1 cucharadita de cilantro molido
- sal al gusto
- pimienta negra al gusto
- zumo de 1 limón (opcional, para servir)
- hojas de cilantro fresco, picadas (opcional, para servir)
- quinoa cocida para servir

Instrucciones:

1. Lava las lentejas rojas bajo agua fría hasta que el agua salga clara. Escurre y reserva.
2. En una olla grande o wok, calienta un poco de agua o caldo vegetal a fuego medio. Agrega la cebolla y cocina hasta que esté transparente, aproximadamente 5 minutos.
3. Agrega el ajo y el jengibre rallado a la olla y cocina por 1-2 minutos más, hasta que desprendan su aroma.

4. Incorpora la pasta de curry rojo, la cúrcuma, el comino y el cilantro molido a la olla, y mezcla bien con las cebollas, el ajo y el jengibre.
5. Agrega los floretes de coliflor a la olla y revuelve para cubrir con la mezcla de especias.
6. Vierte la leche de coco y mezcla bien. Deja que la mezcla hierva suavemente.
7. Agrega las lentejas rojas y mezcla todo. Reduce el fuego a medio-bajo, tapa la olla y deja cocer durante unos 15-20 minutos, o hasta que las lentejas y la coliflor estén tiernas.
8. Si es necesario, ajusta la consistencia del curry agregando un poco más de agua o caldo vegetal.
9. Sazona con sal y pimienta al gusto.
10. Sirve el curry de lentejas rojas con coliflor caliente sobre quinoa cocida. Exprime un poco de zumo de limón fresco por encima y espolvorea con hojas de cilantro picadas, si lo deseas.

SALMÓN AL HORNO CON ESPINACAS Y LIMÓN

Fase 3 · Porciones: 4 · Preparación: 10 minutos
Cocción: 20 minutos

Ingredientes:

- 4 filetes de salmón de 170 g cada uno
- 200 g de espinacas frescas
- 1 limón cortado en rodajas finas
- 3 cucharadas de aceite de oliva
- sal y pimienta negra al gusto
- 2 cucharaditas de hierbas secas, como tomillo, orégano o romero (opcional)

Instrucciones:

1. Precalienta el horno a 200 °C. Después cubre una bandeja para hornear con papel de aluminio y engrasa ligeramente con aceite.
2. Lava y seca el salmón con papel de cocina. Distribuye los filetes en la bandeja para hornear y sazona con sal y pimienta al gusto. Coloca las espinacas frescas alrededor de los filetes. Pon rodajas de limón sobre los filetes de salmón y las espinacas. Rocía todo con el aceite de oliva y espolvorea con hierbas secas, si las estás usando.
3. Cubre la bandeja para hornear con papel de aluminio y mételo en el horno precalentado durante aproximadamente 15-20 minutos, o hasta que el salmón esté cocido y se desmenuce fácilmente con un tenedor.
4. Retira el papel de aluminio en los últimos 5 minutos de

cocción para que el salmón adquiera un tono ligeramente dorado.

5. Una vez listo, retira del horno y sirve el salmón al horno con espinacas y limón caliente.

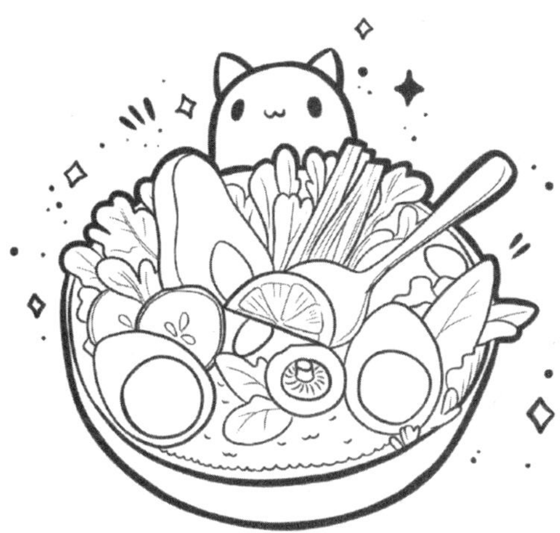

ENSALADA DE SALMÓN Y FRAMBUESAS

Fase 3 · Porciones: 4 · Preparación: 15 minutos

Ingredientes:

- 300 g de filete de salmón cocido y desmenuzado
- 200 g de frambuesas frescas
- 100 g de hojas verdes mixtas (como espinacas, rúcula y lechuga)
- 1 aguacate cortado en rodajas finas
- ¼ de cebolla roja cortada en rodajas finas
- ¼ de taza de nueces picadas
- 2 cucharadas de vinagre balsámico
- 2 cucharadas de aceite de oliva
- sal y pimienta negra al gusto

Instrucciones:

1. En un tazón grande, combina las hojas verdes mixtas, las frambuesas, las rodajas de aguacate, la cebolla roja y las nueces picadas.
2. Agrega el salmón desmenuzado al tazón con los ingredientes de la ensalada.
3. Mezcla el vinagre balsámico y el aceite de oliva para hacer el aderezo. Sazona con sal y pimienta negra al gusto.
4. Vierte el aderezo sobre la ensalada y mezcla bien para asegurarte de que todos los ingredientes estén cubiertos uniformemente.
5. Sirve la ensalada de salmón y frambuesas en platos individuales y disfrútala como una comida ligera y saludable.

ENSALADA DE POLLO CON ARÁNDANOS Y NUECES

Fase 3 · Porciones: 4 · Preparación: 15 minutos

Ingredientes:

- 2 pechugas de pollo cocidas y desmenuzadas
- ½ taza de arándanos secos
- ¼ de taza de nueces picadas
- 2 tazas de hojas verdes mixtas (como espinacas, rúcula y lechuga)
- ¼ de cebolla roja cortada en rodajas finas
- 1 aguacate cortado en daditos
- 2 cucharadas de vinagre balsámico
- 2 cucharadas de aceite de oliva
- sal y pimienta negra al gusto

Instrucciones:

1. En un tazón grande, combina las hojas verdes mixtas, los arándanos secos, las nueces picadas, la cebolla roja en rodajas, el aguacate y el pollo desmenuzado.
2. En un tazón pequeño, mezcla el vinagre balsámico y el aceite de oliva para hacer el aderezo. Sazona con sal y pimienta negra al gusto.
3. Vierte el aderezo sobre la ensalada y mezcla bien para asegurarte de que todos los ingredientes estén cubiertos uniformemente.
4. Sirve la ensalada de pollo con arándanos y nueces en platos individuales y disfrútala como una comida ligera y saludable.

SALMÓN A LA PARRILLA CON COLES DE BRUSELAS

Fase 3 · Porciones: 2 · Preparación: 15 minutos
Cocción: 15 minutos

Ingredientes:

- 2 filetes de salmón de aproximadamente 170 g cada uno
- 4 tazas de coles de Bruselas cortadas por la mitad
- 3 cucharadas de aceite de oliva
- 2 dientes de ajo picados
- sal y pimienta negra al gusto
- zumo de 1 limón
- ramitas de perejil fresco para decorar (opcional)

Instrucciones:

1. Precalienta la parrilla a fuego medio-alto.
2. En un tazón grande, mezcla las coles de Bruselas con una cucharada de aceite de oliva, ajo picado, sal y pimienta al gusto.
3. Coloca las coles de Bruselas en una bandeja para parrilla y ásalas durante unos 10-12 minutos, volteándolas ocasionalmente, hasta que estén tiernas y doradas.
4. Mientras tanto, sazona los filetes de salmón con sal, pimienta y el zumo de limón. Unta los filetes con la cucharada restante de aceite de oliva.
5. Coloca los filetes de salmón en la parrilla y ásalos durante unos 4-5 minutos por cada lado, o hasta que estén cocidos y ligeramente dorados por fuera.
6. Sirve el salmón a la parrilla junto con las coles de Bruselas asadas y decora con ramitas de perejil fresco, si lo deseas.

ENSALADA DE LENTEJAS CON AGUACATE

Fase 3 · Porciones: 4 · Preparación: 15 minutos

Ingredientes:

- 1 taza de lentejas cocidas
- 1 aguacate maduro cortado en cubos
- 1 tomate grande cortado en cubos
- ¼ de cebolla roja finamente picada
- ¼ de taza de cilantro fresco picado
- zumo de 1 limón
- 2 cucharadas de aceite de oliva
- sal y pimienta negra al gusto
- hojas de lechuga o espinacas para servir (opcional)

Instrucciones:

1. En un tazón grande, mezcla las lentejas cocidas, el aguacate, el tomate, la cebolla roja y el cilantro fresco.
2. En un pequeño frasco o recipiente, mezcla el zumo de limón con el aceite de oliva, sal y pimienta al gusto para hacer el aderezo.
3. Vierte el aderezo sobre la ensalada de lentejas y aguacate, y mezcla suavemente para combinar todos los ingredientes y asegurarte de que estén bien cubiertos.
4. Opcionalmente, sirve la ensalada sobre hojas de lechuga o espinacas para una presentación más elegante.

CENAS

SOPA DE LENTEJAS CON QUINOA Y KALE

Fase 1 y 3 · Porciones: 4 · Preparación: 15 minutos
Cocción: 30 minutos

Ingredientes:

- 1 taza de lentejas secas
- ½ taza de quinoa
- 1 manojo de kale, hojas y tallos desechados
- 1 cebolla picada
- 2 zanahorias cortadas en daditos
- 2 tallos de apio cortados en rodajas
- 3 dientes de ajo picados
- 1 lata de 400 g de tomates picados
- 1 litro de caldo de verduras
- 2 cucharadas de aceite de oliva
- 1 cucharadita de comino molido
- 1 cucharadita de pimentón
- sal y pimienta al gusto
- perejil fresco picado para decorar (opcional)
- rodajas de limón para servir (opcional)

Instrucciones:

1. Lava las lentejas y la quinoa bajo agua fría y escúrrelas.
2. En una olla grande, calienta el aceite de oliva a fuego medio. Agrega la cebolla, las zanahorias y el apio, y cocina hasta que estén tiernos, unos 5-7 minutos.
3. Agrega el ajo, el comino y el pimentón a la olla, y cocina por 1 minuto más, hasta que desprendan su aroma.

4. Añade el tomate y el caldo de verduras a la olla. Lleva la mezcla a ebullición.
5. Agrega las lentejas y la quinoa a la olla y cocina a fuego lento durante unos 20-25 minutos, o hasta que estén tiernas.
6. Agrega las hojas de kale a la sopa y cocina otros 5 minutos o hasta que estén tiernas.
7. Sazona la sopa con sal y pimienta al gusto.
8. Sirve la sopa de lentejas con quinoa y kale caliente, y decora con perejil fresco picado. Ofrece rodajas de limón para que cada comensal pueda exprimir un poco de zumo de limón fresco sobre su sopa si lo desea.

LASAÑA VEGETAL

Fase 1 · Porciones: 6 · Preparación: 55 minutos
Cocción: 30 minutos

Ingredientes:

- 12 láminas de pasta de espelta integral para lasaña
- 1 calabaza mediana, pelada y cortada en dados
- 1 taza de bebida de avena
- ¼ de taza de levadura nutricional
- 1 cucharada de aceite de oliva
- sal y pimienta al gusto
- 1 berenjena grande cortada en rodajas finas
- 1 calabacín grande cortado en rodajas finas
- 1 pimiento rojo cortado en tiras finas

Instrucciones:

1. Precalienta el horno a 200 °C. Coloca los dados de calabaza en una bandeja para hornear y rocíalos con aceite de oliva. Asa en el horno durante 25-30 minutos, o hasta que estén tiernos y ligeramente dorados.
2. Mientras tanto, prepara la pasta de espelta integral según las instrucciones del paquete. Escúrrela y enjuágala con agua fría para detener la cocción.
3. En una licuadora, echa la calabaza asada, la bebida de avena, la levadura nutricional, la sal y la pimienta. Mezcla hasta obtener una crema suave y homogénea. Ajusta la consistencia agregando más bebida de avena si es necesario.
4. En una sartén grande, calienta un poco de aceite de oliva a fuego medio. Saltea las rodajas de berenjena, calabacín y

pimiento rojo hasta que estén tiernas. Agrega las espinacas frescas y cocina hasta que se marchiten ligeramente. Retira del fuego y reserva.

5. En una fuente para hornear, coloca una capa de láminas de pasta de espelta integral. Cubre con una capa de la mezcla de verduras salteadas y vierte un poco de la crema de calabaza por encima. Repite este proceso hasta que hayas usado todos los ingredientes, terminando con una capa de crema de calabaza en la parte superior.
6. Hornea la lasaña en el horno precalentado durante 25-30 minutos, o hasta que esté dorada en la parte superior.
7. Retira del horno y deja reposar durante unos minutos antes de servir.

SOPA DE TOMATE CASERA CON ALBÓNDIGAS DE PAVO

Fase 1 y 3 · Porciones: 4 · Preparación: 20 minutos
Cocción: 40 minutos

Ingredientes:

Para las albóndigas de pavo:

- 460 g de carne picada de pavo
- 1 clara de huevo
- 2 cucharadas de levadura nutricional
- 2 dientes de ajo picados
- 2 cucharadas de perejil fresco picado
- sal y pimienta al gusto

Para la sopa de tomate:

- 1 cebolla picada
- 2 zanahorias picadas
- 2 tallos de apio picados
- 3 dientes de ajo picados
- 1 lata de 400 g de tomates triturados
- 3 tazas de caldo de pollo o vegetales
- 2 cucharadas de pasta de tomate
- unas gotas de estevia
- 1 cucharadita de orégano seco
- sal y pimienta al gusto
- hojas de albahaca fresca para decorar (opcional)

Instrucciones:

1. En un tazón grande, mezcla todos los ingredientes para las albóndigas de pavo hasta que estén bien combinados. Forma pequeñas albóndigas del tamaño de una nuez y reserva.
2. En una olla grande, calienta el aceite de oliva a fuego medio. Agrega la cebolla, las zanahorias, el apio y el ajo, y cocina hasta que estén tiernos, unos 5-7 minutos.
3. Agrega los tomates triturados, el caldo de pollo, la pasta de tomate, la estevia y el orégano seco a la olla. Lleva la sopa a ebullición, luego reduce el fuego y deja cocinar a fuego lento durante unos 15-20 minutos.
4. Mientras tanto, calienta una sartén a fuego medio-alto. Agrega un poco de aceite y cocina las albóndigas de pavo hasta que estén doradas por todos lados, aproximadamente 5-7 minutos.
5. Echa las albóndigas doradas a la sopa de tomate y deja cocinar a fuego lento durante otros 10-15 minutos, o hasta que las albóndigas estén cocidas por completo.
6. Sazona la sopa con sal y pimienta al gusto. Sirve la sopa con hojas de albahaca fresca.

ARROZ INTEGRAL CON SETAS

Fase 1 · Porciones: 4 · Preparación: 10 minutos
Cocción: 40 minutos

Ingredientes:

- 1 taza de arroz integral
- 200 g de setas frescas (como champiñones o shiitake), limpias y cortadas en rodajas
- 1 taza de judías blancas cocidas y trituradas hasta conseguir un puré fino
- 1 cebolla picada
- 2 dientes de ajo picados
- 2 tazas de caldo de verduras
- sal y pimienta al gusto
- perejil fresco picado para decorar (opcional)

Instrucciones:

1. Lava el arroz integral bajo agua fría y escúrrelo.
2. En una olla grande, calienta un poco de agua (aproximadamente un cuarto de taza) a fuego medio. Agrega la cebolla y el ajo y cocina hasta que estén tiernos, unos 5 minutos.
3. Añade las setas cortadas a la olla y cocina por unos minutos más, hasta que estén tiernas y hayan soltado el agua.
4. Agrega el arroz integral a la olla y revuelve para cubrirlo con la mezcla de cebolla, ajo y setas.
5. Vierte el caldo de verduras sobre el arroz y lleva la mezcla a ebullición.
6. Cocina a fuego lento durante unos 30-35 minutos, o hasta que el arroz esté tierno y haya absorbido todo el líquido. Ve

removiendo de vez en cuando. Al final de la cocción, agrega el puré de judías y mezcla bien para dar un toque extra de cremosidad.

7. Una vez cocido, retira la olla del fuego y deja reposar el arroz durante unos minutos antes de destaparlo y servir.
8. Sazona con sal y pimienta al gusto y decora con perejil fresco picado antes de servir, si lo deseas.

CREMA DE CALABAZA AL CURRY

Fase 1 y 3 · Porciones: 4 · Preparación: 10 minutos
Cocción: 25 minutos

Ingredientes:

- 1 kg de calabaza pelada y cortada en trozos
- 1 cebolla picada
- 2 dientes de ajo picados
- 1 cucharada de curry en polvo
- 1 cucharadita de cúrcuma en polvo
- ½ cucharadita de comino en polvo
- 4 tazas de caldo de verduras
- sal y pimienta al gusto
- cilantro fresco picado para decorar (opcional)

Instrucciones:

1. En una olla grande, calienta a fuego medio una taza de caldo de verduras. Agrega la cebolla y el ajo y cocina hasta que estén tiernos, unos 5 minutos.
2. Echa la calabaza cortada a la olla y cocina unos minutos más.
3. Añade el curry en polvo, la cúrcuma y el comino. Cocina un minuto más, revolviendo bien para que las especias se integren con la calabaza y las cebollas.
4. Vierte el resto del caldo de verduras sobre la calabaza y lleva la mezcla a ebullición. Cocina a fuego lento durante unos 20 minutos, o hasta que la calabaza esté tierna.
5. Retira la olla del fuego y permite que la sopa se enfríe un poco.

6. Utiliza una licuadora de mano o una licuadora convencional para triturar la sopa hasta obtener una consistencia suave y cremosa.
7. Vuelve a calentar la sopa a fuego medio-bajo y sazona con sal y pimienta al gusto.
8. Sirve la crema de calabaza al curry caliente, decorada con cilantro fresco picado si lo deseas.

PASTA CON RAGÚ DE LENTEJAS

Fase 1 · Porciones: 2 · Preparación: 10 minutos
Cocción: 25 minutos

  (solo con pasta de arroz integral)

Ingredientes:

- 2 tazas de pasta de espelta o arroz integral cocida (puedes usar la variedad que prefieras)
- 1 taza de lentejas cocidas
- ½ cebolla picada
- 2 dientes de ajo picados
- 1 zanahoria picada
- 1 tallo de apio picado
- 1 cucharada de concentrado de tomate
- 1 lata de 400 g de tomates triturados
- 200-400 ml de caldo de verduras
- sal y pimienta al gusto
- 1 cucharadita de romero

Instrucciones:

1. Lava las lentejas bajo agua fría y escúrrelas. Pica finamente las verduras.
2. En una sartén grande echa la cebolla y el ajo con una o dos cucharadas de caldo para que no se peguen. Cocina hasta que estén tiernos, unos 5 minutos.
3. Agrega el apio y la zanahoria y cocina unos minutos más. Añade las lentejas.
4. Vierte todos los tomates triturados y lleva la mezcla a ebullición.
5. Reduce el fuego y deja cocinar a fuego lento durante unos 20

minutos, o hasta que la salsa se haya espesado. Sazona con sal y pimienta al gusto.

6. Mientras tanto, cocina la pasta de acuerdo con las instrucciones del paquete hasta que esté al dente. Escúrrela.
7. Mezcla la pasta con el ragú y sírvela.

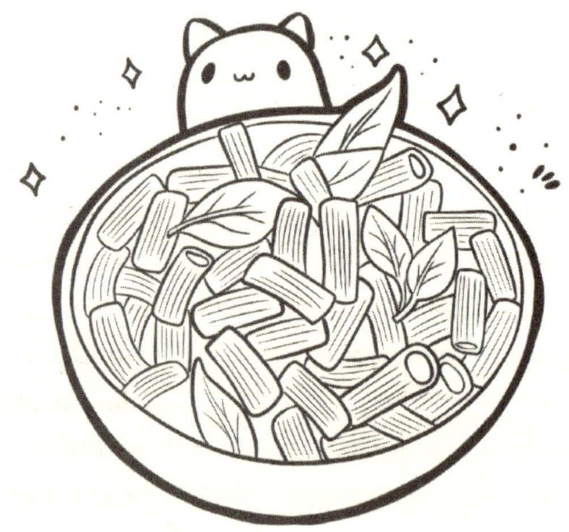

MINESTRONE AL ESTILO ITALIANO CON ARROZ INTEGRAL

Fase 1 · Porciones: 3 · Preparación: 15 minutos
Cocción: 55 minutos

Ingredientes:

- 1 taza de arroz integral
- 1 cebolla picada
- 2 zanahorias cortadas en daditos
- 2 dientes de ajo picados
- 1 calabacín cortado en daditos
- 1 lata de 400 g de tomates triturados
- 4 tazas de caldo de verduras
- 1 taza de judías verdes cortadas en trozos
- 1 ½ tazas de judías blancas cocidas
- 1 taza de espinacas picadas
- 1 cucharadita de orégano seco
- sal y pimienta al gusto

Instrucciones:

1. Lava el arroz integral bajo agua fría y escúrrelo.
2. En una olla grande, calienta a fuego medio una taza de caldo de verduras. Agrega la cebolla, las zanahorias, el apio y el ajo y cocina hasta que estén tiernos, unos 5 minutos.
3. Agrega el calabacín, los tomates triturados y el resto del caldo de verduras a la olla. Lleva la mezcla a ebullición.
4. Añade el arroz integral, las judías verdes y las espinacas a la olla. Reduce el fuego y deja cocinar a fuego lento durante unos 20-25 minutos.

5. Añade las judías cocidas y sazona con sal y pimienta al gusto. Deja cocer unos 20 minutos más o hasta que el arroz esté listo. Si es necesario, puedes añadir más caldo caliente a la sopa.
6. Sirve el minestrone caliente.

POLLO AL LIMÓN CON ESPÁRRAGOS

Fase 2 y 3 · Porciones: 2 · Preparación: 10 minutos
Cocción: 25 minutos

Ingredientes:

- 240 g de pechugas de pollo deshuesadas y sin piel
- 1 manojo de espárragos, retirados los tallos duros
- 2 limones, uno cortado en rodajas y otro exprimido
- 2 dientes de ajo picados
- 2 cucharadas de caldo de pollo (opcional, para humedecer)
- sal y pimienta al gusto
- perejil fresco picado para decorar (opcional)

Instrucciones:

1. Precalienta el horno a 200 °C.
2. En una bandeja para hornear forrada con papel de aluminio, coloca las pechugas de pollo y los espárragos, poniendo por en medio las rodajas de limón.
3. Espolvorea el ajo picado sobre el pollo y los espárragos. Exprime el zumo de limón sobre ellos y sazona con sal y pimienta al gusto.
4. Si deseas, agrega un poco de caldo de pollo a la bandeja para mantener la humedad, pero asegúrate de que no haya exceso de líquido.
5. Hornea en el horno precalentado durante unos 20-25 minutos, o hasta que el pollo esté cocido y los espárragos queden tiernos.
6. Retira del horno y deja reposar unos minutos antes de servir. Decora con perejil fresco.

WOK DE VERDURAS Y TOFU

Fase 2 · Porciones: 2 · Preparación: 10 minutos
Cocción: 15 minutos

Ingredientes:

- 240 g de tofu firme cortado en cubos
- 1 taza de setas variadas (como champiñones, shiitake, ostra), limpias y cortadas en trozos
- 1 pimiento rojo cortado en tiras
- 1 pimiento amarillo cortado en tiras
- 1 cebolla grande cortada en tiras
- 1 taza de brócoli cortado en floretes pequeños
- 2 dientes de ajo picados
- 2 cucharadas de salsa tamari
- 2 cucharadas de caldo de verduras (opcional, para humedecer)
- sal y pimienta al gusto
- cebollino fresco picado para decorar (opcional)

Instrucciones:

1. En una sartén antiadherente grande, calienta a fuego medio-alto dos cucharadas de caldo de verduras.
2. Agrega el tofu y saltea durante 3-4 minutos, hasta que esté dorado por todos lados.
3. A continuación añade las setas, los pimientos, la cebolla, el brócoli y el ajo a la sartén. Saltea durante unos 5-7 minutos, o hasta que las verduras estén tiernas pero al mismo timepo crujientes.

4. Agrega la salsa tamari y mezcla para que queden bien cubiertas todas las verduras y el tofu. Cocina durante 2 minutos más.
5. Sazona con sal y pimienta al gusto.
6. Sirve el wok de verduras y tofu caliente, decorado con cebollino fresco picado.

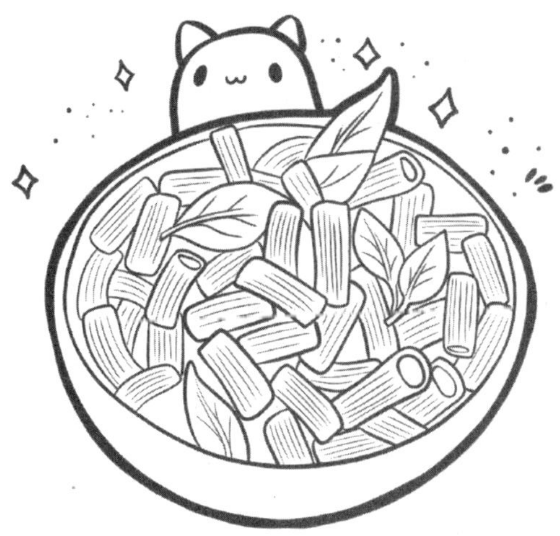

PIMIENTOS RELLENOS DE CARNE PICADA

Fase 1, 2 y 3 · Porciones: 4 · Preparación: 15 minutos
Cocción: 30 minutos

Ingredientes:

- 4 pimientos rojos, de forma más o menos redondita
- 480 g de carne picada magra (puede ser de ternera, pollo o pavo)
- 1 cebolla picada
- 2 tazas de champiñones picados
- 2 dientes de ajo picados
- 1 taza de caldo de carne o verduras (sin grasa añadida)
- 1 cucharadita de comino en polvo
- 1 cucharadita de pimentón
- sal y pimienta al gusto

Instrucciones:

1. Precalienta el horno a 200 °C.
2. En una sartén antiadherente grande, saltea la cebolla y el ajo picados con una cucharada de caldo. Cocina hasta que estén tiernos, unos 5 minutos.
3. Después añade la carne picada a la sartén y cocina hasta que esté dorada, desmenuzándola con una cuchara de madera.
4. Añade los champiñones picados, el comino, el pimentón, la sal y la pimienta a la sartén. Cocina 5 minutos más, removiendo ocasionalmente.
5. Corta la parte superior de los pimientos y retira las semillas y las membranas del interior.

6. Rellena cada pimiento con la mezcla de carne picada y champiñones.
7. Coloca los pimientos rellenos en una bandeja para hornear forrada con papel de aluminio.
8. Hornea en el horno precalentado durante unos 20-25 minutos, o hasta que los pimientos estén tiernos.
9. Retira del horno y deja reposar unos minutos antes de servir.

SALTEADO DE TEMPEH CON VERDURAS Y SALSA TAMARI

Fase 2 · Porciones: 2 · Preparación: 10 minutos
Cocción: 15 minutos

Ingredientes:

- 240 g de tempeh cortado en cubos
- 2 cucharadas de salsa tamari
- 2 cucharadas de agua
- 2 dientes de ajo picados
- 1 pimiento rojo cortado en tiras
- 1 taza de col cortada en rodajas finas
- 1 brócoli cortado en trozos
- 1 taza de champiñones cortados en rodajas
- 2 cucharadas de cebolleta picada (parte verde)
- 1 cucharadita de jengibre fresco rallado

Instrucciones:

1. En un bol pequeño, mezcla la salsa tamari con el agua. Reserva.
2. En una sartén grande o wok, añade el tempeh y saltea durante 3-4 minutos, hasta que esté dorado por todos lados.
3. Agrega el ajo picado, el pimiento rojo, el brócoli y la col a la sartén. Saltea durante 5 minutos, o hasta que las verduras estén tiernas pero aún crujientes. Añade un poco de agua o caldo de verduras para saltear las verduras sin grasa.
4. Agrega los champiñones, la cebolleta picada y el jengibre rallado a la sartén. Cocina unos 5 minutos más.
5. Vierte la mezcla de salsa tamari y agua sobre el tempeh y las

verduras en la sartén. Revuelve bien para cubrir todos los ingredientes.

6. Cocina 2-3 minutos adicionales, o hasta que la salsa se haya reducido ligeramente y todo esté bien caliente.

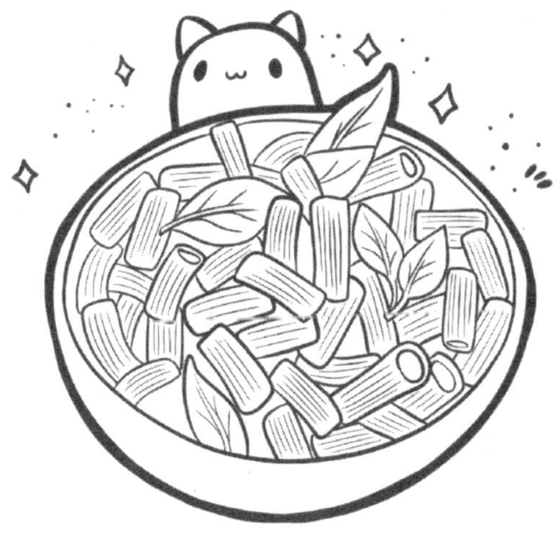

ALBÓNDIGAS DE TEMPEH CON CHAMPIÑONES

Fase 2 · Porciones: 4 · Preparación: 10 minutos
Cocción: 15 minutos

Ingredientes:

- 480 g de tempeh desmenuzado
- 1 ½ tazas de caldo de verduras
- 2 cucharadas de tamari
- 1 taza de champiñones crudos picados
- 1 ½ cucharaditas de semillas de hinojo
- 1 cucharadita de orégano seco
- 30 g de levadura nutricional

Instrucciones:

1. Precalienta el horno a 190 °C. Forra una bandeja para hornear con papel de horno.
2. Coloca el tempeh y los champiñones picados muy finamente en una sartén grande y profunda. Agrega el caldo y el tamari. Lleva el líquido a hervir, reduce el fuego a bajo y cocina el tempeh desmenuzado hasta que haya absorbido todo el líquido, unos 10 minutos. Cuando esté listo, retira la sartén del fuego.
3. En un procesador de alimentos, echa el tempeh con los champiñones, las semillas de hinojo, el orégano y la levadura nutricional hasta obtener una mezcla densa y un poco pegajosa.
4. Forma bolitas de aproximadamente 3 o 4 cm de diámetro con la mezcla. Deberías obtener unas 28 albóndigas en total.

Colócalas en la bandeja para hornear que ya tienes preparada.

5. Hornea las albóndigas durante 15 minutos. Dales la vuelta y continúa horneando durante otros 15-20 minutos, o hasta que estén ligeramente doradas.

PECHUGA DE POLLO ASADO CON BRÓCOLI AL HORNO

Fase 1 y 2 · Porciones: 2 · Preparación: 10 minutos
Cocción: 25 minutos

Ingredientes:

- 240 g de pechugas de pollo deshuesadas y sin piel
- 1 cabeza de brócoli cortada en floretes
- 2 dientes de ajo picados
- 1 limón cortado en rodajas finas
- sal y pimienta al gusto
- perejil fresco picado para decorar (opcional)

Instrucciones:

1. Precalienta el horno a 200 °C.
2. Coloca las pechugas de pollo en una bandeja para hornear forrada con papel de aluminio. Espolvorea sal y pimienta al gusto.
3. Distribuye los floretes de brócoli alrededor de las pechugas de pollo en la bandeja para hornear. Echa encima los dientes de ajo picados.
4. Coloca las rodajas de limón sobre las pechugas de pollo y el brócoli.
5. Hornea en el horno precalentado durante unos 20-25 minutos, o hasta que las pechugas de pollo estén cocidas y el brócoli quede tierno pero aún crujiente.
6. Retira del horno y deja reposar unos minutos antes de servir.
7. Decora con perejil fresco picado si lo deseas.

SOPA DE BRÓCOLI Y TOFU

Fase 2 · Porciones: 4-6 · Preparación: 10 minutos
Cocción: 20 minutos

Ingredientes:

- 1 cabeza de brócoli cortada en floretes
- 240 g de tofu firme cortado en cubos
- 1 cebolla picada
- 2 dientes de ajo picados
- 4 tazas de caldo de verduras (sin grasas añadidas)
- sal y pimienta al gusto
- cebollino fresco picado para decorar (opcional)

Instrucciones:

1. En una olla grande, calienta a fuego medio-alto una taza de caldo de verduras.
2. Agrega la cebolla y el ajo picados a la olla y cocina hasta que estén tiernos, unos 5 minutos.
3. Añade los floretes de brócoli y el tofu a la olla. Vierte el resto del caldo de verduras y lleva a ebullición.
4. Reduce el fuego y cocina a fuego lento durante unos 10-15 minutos, o hasta que el brócoli esté tierno.
5. Sazona con sal y pimienta al gusto.
6. Retira del fuego y sirve la sopa caliente, decorada con cebollino fresco picado si lo deseas.

SALMÓN AL HORNO CON QUINOA PILAF

Fase 3 · Porciones: 4 · Preparación: 10 minutos
Cocción: 25 minutos

Ingredientes:

- 4 filetes de salmón (aprox. 170 g cada uno)
- ½ taza de quinoa cruda
- 2 tazas de caldo de verduras
- 1 cebolla picada
- 3 dientes de ajo picados
- 3 cucharadas de aceite de oliva
- sal y pimienta al gusto
- perejil fresco picado
- ½ taza de piñones
- 1 limón en rodajas

Instrucciones:

1. Precalienta el horno a 200 °C.
2. Lava la quinoa bajo agua fría y escúrrela.
3. En una olla, calienta el aceite de oliva a fuego medio. Agrega la cebolla y el ajo y saltea hasta que estén dorados y fragantes, unos 3 minutos.
4. Agrega la quinoa a la olla y mezcla bien para combinar con la cebolla y el ajo.
5. Vierte el caldo de verduras sobre la quinoa y las verduras. Lleva a ebullición, luego reduce el fuego a bajo, tapa y cocina a fuego lento durante unos 15-20 minutos, o hasta que la quinoa esté cocida y el líquido se haya absorbido por completo.

6. En una sartén aparte, tuesta los piñones durante un par de minutos, y después pícalos.
7. Coloca los filetes de salmón en una bandeja para hornear forrada con papel de aluminio. Sazona con sal y pimienta al gusto y echa las rodajas de limón sobre los filetes.
8. Hornea el salmón en el horno precalentado durante unos 12-15 minutos, o hasta que esté cocido y se desmenuce fácilmente con un tenedor.
9. Cuando la quinoa esté cocida, añádele el perejil y los piñones picados y mezcla bien.
10. Una vez listo, sirve el salmón caliente sobre la quinoa pilaf.

TACOS DE PAVO CON GUACAMOLE

Fase 3 · Porciones: 4 · Preparación: 15 minutos
Cocción: 10 minutos

Ingredientes:

- 480 g de carne picada de pavo
- 1 cebolla picada
- 2 dientes de ajo picados
- 1 cucharadita de comino molido
- 1 cucharadita de chile en polvo
- ½ cucharadita de pimentón ahumado
- sal y pimienta al gusto
- 4 tortillas de quinoa (p. 221)
- hojas de lechuga picadas para servir
- tomate picado para servir
- 1 taza de guacamole (p. 174)

Instrucciones:

1. En una sartén grande, agrega la cebolla y el ajo con una cucharada de agua y cocina hasta que estén tiernos, unos 3 minutos.
2. Agrega la carne picada de pavo a la sartén y cocina hasta que esté dorada y cocida por completo, desmenuzándola con una cuchara de madera.
3. Añade el comino, el chile en polvo, el pimentón ahumado, la sal y la pimienta a la carne de pavo. Mezcla bien y cocina por unos minutos más para que los sabores se mezclen.
4. Calienta las tortillas en una sartén caliente durante unos segundos por cada lado.

5. Rellena cada tortilla con la mezcla de carne de pavo, hojas de lechuga y tomate picado. Sirve con una generosa porción de guacamole encima y decora con un poco de cilantro fresco picado.

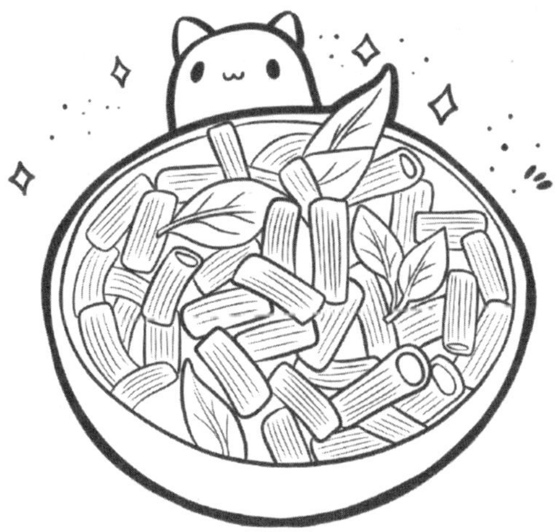

PECHUGA DE POLLO RELLENA DE ESPINACAS Y RICOTTA DE ALMENDRAS

Fase 3 · Porciones: 4 · Preparación: 15 minutos
Cocción: 25 minutos

Ingredientes:

- 4 pechugas de pollo deshuesadas de 120 g cada una
- 2 tazas de espinacas frescas
- 3 cucharadas de aceite de oliva
- ¾ de taza de ricotta de almendras (p. 225)
- 2 cucharadas de levadura nutricional
- 1 diente de ajo picado
- sal y pimienta al gusto
- palillos de dientes

Instrucciones:

1. Precalienta el horno a 200 °C.
2. En una sartén grande, saltea las espinacas frescas con el ajo picado y una cucharada de aceite de oliva, hasta que estén bien tiernas.
3. En un bol pon las espinacas, la ricotta de almendras y la levadura nutricional y mezcla hasta obtener una masa homogénea.
4. Con un cuchillo afilado, haz un corte en el lateral de cada pechuga para crear un bolsillo sin cortar completamente.
5. Divide la mezcla de espinacas y ricotta en cuatro partes iguales y rellena cada pechuga de pollo con una porción.
6. Sella los bordes del pollo con palillos de dientes para evitar que el relleno se escape.

7. Coloca las pechugas de pollo rellenas en una bandeja para hornear forrada con papel de aluminio. Aliña las pechugas con las dos cucharadas de aceite restantes, sal y pimienta.
8. Hornea en el horno precalentado durante 20-25 minutos, o hasta que el pollo esté cocido por completo.
9. Retira del horno y deja reposar unos minutos antes de servir.

ENSALADA DE QUINOA CON AGUACATE Y POLLO

Fase 3 · Porciones: 4 · Preparación: 15 minutos
Cocción: 20 minutos

Ingredientes:

- 1 taza de quinoa
- 2 tazas de agua
- 2 pechugas de pollo sin piel
- 1 aguacate grande cortado en cubos
- ½ pepino cortado en cubos
- 1 tomate cortado en cubos
- ¼ de cebolla roja cortada en rodajas finas
- zumo de 1 limón
- 2 cucharadas de aceite de oliva
- sal y pimienta negra al gusto
- hojas de cilantro fresco para decorar (opcional)

Instrucciones:

1. Enjuaga la quinoa bajo agua fría y luego cuécela en dos tazas de agua según las instrucciones del paquete. Una vez cocida, escúrrela y déjala enfriar.
2. Precalienta la parrilla a fuego medio-alto. Sazona las pechugas de pollo con sal y pimienta al gusto. Luego, colócalas en la parrilla y ásalas durante unos 6-8 minutos por cada lado, o hasta que estén cocidas por completo. Retira el pollo de la parrilla y déjalo reposar antes de cortarlo en tiras o cubos.
3. En un tazón grande, combina la quinoa cocida, los cubos de aguacate, pepino y tomate, y las rodajas de cebolla roja.

4. En un pequeño frasco o recipiente, mezcla el zumo de limón con el aceite de oliva, sal y pimienta al gusto para hacer el aderezo.
5. Vierte el aderezo sobre la ensalada de quinoa y mezcla bien para asegurarte de que todos los ingredientes estén cubiertos uniformemente.
6. Agrega las tiras o cubos de pollo a la ensalada y mezcla suavemente.
7. Sírvela en platos individuales y decora con hojas de cilantro fresco, si lo deseas.

CREMA DE COLIFLOR Y COCO CON CURRY VERDE

Fase 3 · Porciones: 2 · Preparación: 10 minutos
Cocción: 25 minutos

Ingredientes:

- 1 coliflor grande cortada en floretes
- 1 cebolla picada
- 2 dientes de ajo picados
- 4 tazas de caldo de verduras
- 3/8 de taza de leche de coco en lata
- sal y pimienta al gusto
- 1 ½ cucharadas de aceite de coco
- 1 cucharada de pasta de curry verde

Instrucciones:

1. En una olla grande, calienta el aceite de oliva a fuego medio. Después agrega la cebolla y el ajo picados y cocina hasta que estén dorados y desprendan su aroma durante unos 3 minutos.
2. A continuación agrega la pasta de curry verde y los floretes de coliflor a la olla, y saltea durante unos minutos para realzar su sabor.
3. Vierte el caldo de verduras sobre la coliflor en la olla. Lleva a ebullición, tapa y cocina a fuego lento durante unos 15-20 minutos, o hasta que la coliflor esté tierna.
4. Retira la olla del fuego y después añade la leche de coco. A continuación sazona la crema de coliflor con sal y pimienta al gusto.

5. Con una licuadora, procesa la sopa hasta que la mezcla quede suave y cremosa.
6. Sirve la crema caliente, decorando con un poco de pimienta negra molida o cebollino fresco picado, si lo deseas.

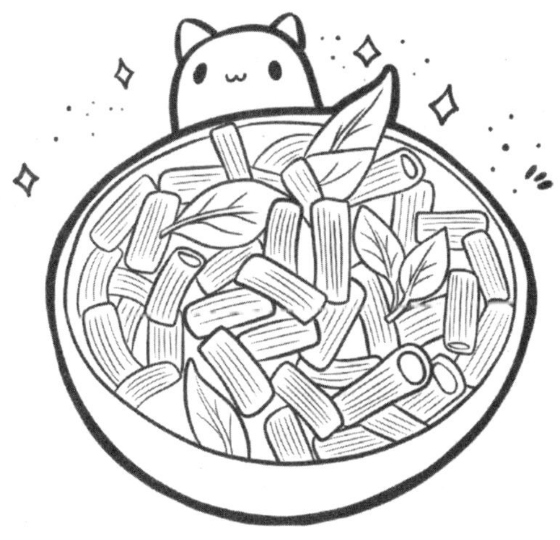

POLLO AL CURRY CON VERDURAS

Fase 3 · Porciones: 4 · Preparación: 15 minutos
Cocción: 25 minutos

Ingredientes:

- 480 g de pechugas de pollo cortadas en trozos
- 3 cucharadas de aceite de coco
- 1 cebolla picada
- 2 dientes de ajo picados
- 1 pimiento rojo cortado en tiras
- 1 pimiento verde cortado en tiras
- 1 zanahoria cortada en rodajas finas
- 1 taza de judías verdes
- ¾ de taza de leche de coco en lata
- 2 cucharadas de pasta de curry
- 1 cucharadita de cúrcuma
- sal y pimienta al gusto
- quinoa cocida para servir (½ taza por plato) (opcional)
- cilantro fresco picado para decorar (opcional)

Instrucciones:

1. En una sartén grande, calienta el aceite de coco a fuego medio. Agrega la cebolla y el ajo picados y cocina hasta que estén dorados y fragantes, unos 3 minutos.
2. Agrega los trozos de pollo a la sartén y cocina hasta que estén dorados por todos lados, unos 5 minutos.
3. Agrega los pimientos, la zanahoria y las judías verdes a la sartén. Saltea durante unos minutos hasta que las verduras estén tiernas pero aún crujientes.

4. En un tazón pequeño, mezcla la pasta de curry y la cúrcuma con un poco de leche de coco hasta obtener una salsa suave. Vierte esta mezcla sobre el pollo y las verduras en la sartén.
5. Agrega el resto de la leche de coco a la sartén y mezcla bien para combinar todos los ingredientes. Cocina a fuego lento durante unos 10-15 minutos, o hasta que el pollo esté cocido y las verduras queden tiernas.
6. Sazona con sal y pimienta al gusto.
7. Sirve el pollo al curry caliente sobre quinoa cocida y decora con cilantro fresco picado.

TACOS DE GAMBAS CON COL LOMBARDA

Fase 3 · Porciones: 2 · Preparación: 15 minutos
Cocción: 10 minutos

Ingredientes:

- 370 g de gambas peladas
- 3 cucharadas de aceite de oliva
- 2 dientes de ajo picados
- ½ cucharadita de pimentón dulce
- ½ cucharadita de comino molido
- sal y pimienta al gusto
- 2 tortillas de quinoa (p. 221)
- 2 tazas de col lombarda cortada finamente
- ½ cebolla morada cortada en juliana
- 1 tomate cortado en daditos
- ½ aguacate cortado en rodajas
- cilantro fresco picado para decorar (opcional)
- limón cortado en gajos para servir

Instrucciones:

1. En un tazón mezcla las gambas peladas con 1,5 cucharadas de aceite de oliva, ajo picado, pimentón, comino, sal y pimienta.
2. Calienta una sartén grande a fuego medio-alto. Agrega las gambas marinadas y cocina durante unos 3-4 minutos por cada lado, o hasta que estén rosadas y cocidas por completo. Retira del fuego y reserva.
3. En la misma sartén, saltea la col lombarda y la cebolla morada con el aceite restante, hasta que estén tiernas pero aún crujientes, unos 3-4 minutos.

4. Calienta las tortillas en una sartén caliente durante unos segundos por cada lado.
5. Rellena cada tortilla con las gambas cocidas, la col lombarda salteada, la cebolla morada, los tomates y las rodajas de aguacate.
6. Espolvorea con cilantro fresco picado si lo deseas y sirve con gajos de limón para exprimir sobre los tacos.

BONIATO RELLENO CON FRIJOLES (ALUBIAS NEGRAS) Y GUACAMOLE

Fase 3 · Porciones: 4 · Preparación: 10 minutos
Cocción: 40 minutos

Ingredientes:

- 4 boniatos medianos
- 2 tazas de frijoles negros cocidos, escurridos y enjuagados
- 1 tomate picado
- ¼ de cebolla roja picada
- ¼ de taza de cilantro fresco picado
- zumo de 1 limón
- sal y pimienta al gusto
- 1 taza de guacamole (p. 174)

Instrucciones:

1. Precalienta el horno a 200 °C.
2. Lava y seca los boniatos. Con un tenedor, pínchalos varias veces en su superficie.
3. Coloca los boniatos en una bandeja para hornear forrada con papel de aluminio. Hornea en el horno precalentado durante unos 40-45 minutos, o hasta que estén tiernos por dentro.
4. Mientras, prepara el relleno de frijoles. En un tazón mezcla los frijoles negros escurridos, el tomate picado, la cebolla roja picada, el cilantro fresco picado y el zumo de limón. Sazona con sal y pimienta al gusto.
5. Cuando los boniatos estén listos, retíralos del horno y deja que se enfríen un poco.

6. Corta cada boniato por la mitad a lo largo sin llegar a dividirlo completamente.
7. Rellena cada boniato con la mezcla de frijoles preparada.
8. Sirve los boniatos rellenos con una generosa cucharada de guacamole sobre cada uno.

FARINATA DE PUERROS Y CEBOLLA MORADA

Fase 3 · Porciones: 4 · Preparación: 10 minutos
Cocción: 30 minutos

Ingredientes:

- 1 taza de harina de garbanzos
- 2 tazas de agua
- 1 puerro grande cortado en rodajas finas
- 1 cebolla roja grande cortada en rodajas finas
- 3 cucharadas de aceite de oliva
- sal y pimienta al gusto
- ramitas de romero fresco (opcional, para decorar)

Instrucciones:

1. Precalienta el horno a 220 °C.
2. En un bol grande, mezcla la harina de garbanzos con el agua hasta obtener una masa suave y sin grumos. Deja reposar la mezcla durante al menos 30 minutos.
3. Mientras tanto, en una sartén, calienta el aceite de oliva a fuego medio. Agrega el puerro y la cebolla roja y cocínalos hasta que estén tiernos y ligeramente dorados, unos 10 minutos. Sazona con sal y pimienta al gusto. Retira del fuego y reserva.
4. Engrasa ligeramente un molde para hornear (preferiblemente grande y plano) con un poco de aceite de oliva.
5. Vierte la mezcla de harina de garbanzos en el molde preparado. Luego, esparce uniformemente las rodajas de puerro y cebolla roja sobre la mezcla.
6. Después hornea en el horno precalentado durante unos 20-25

minutos, o hasta que la *farinata* esté firme y dorada en los bordes.

7. Retira del horno y deja enfriar ligeramente antes de cortarla en porciones. Decora con ramitas de romero fresco si lo deseas.

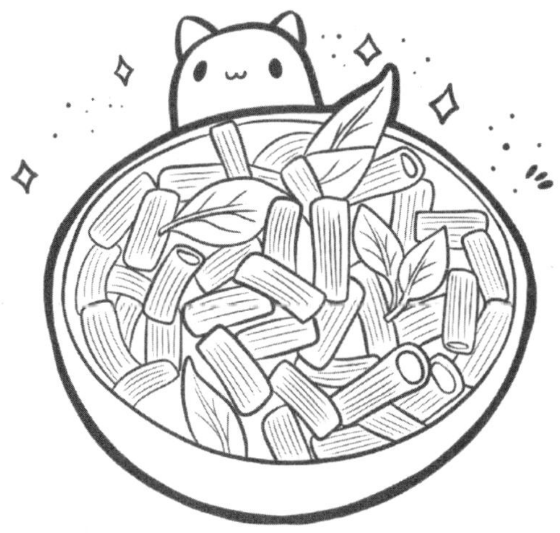

ENSALADILLA RUSA 2.0

Fase 3 · Porciones: 4 · Preparación: 15 minutos
Cocción: 25 minutos

Ingredientes:

- 1 boniato mediano pelado y cortado en cubos pequeños
- 2 tazas de zanahorias peladas y cortadas en cubos pequeños
- 2 tazas de judías verdes finas peladas y cortadas en trozos pequeños
- 3 huevos cocidos y picados
- 170 g de atún al natural escurrido
- 5 o 6 pepinillos en vinagre picados
- ¼ de taza de olivas verdes picadas
- 3 cucharadas de mayonesa (p. 229)
- 1 cucharada de mostaza de Dijon
- sal al gusto
- pimienta negra molida al gusto

Instrucciones:

1. Hierve agua en una olla grande. Agrega el boniato, las zanahorias y las judías verdes y cocina hasta que estén tiernos pero aún firmes, aproximadamente de 8 a 10 minutos. Escúrrelos y deja que se enfríen completamente.
2. En un tazón grande, mezcla las verduras cocidas, los huevos picados, el atún escurrido, las olivas picadas y los pepinillos picados.
3. En un tazón pequeño, mezcla la mayonesa y la mostaza hasta que estén bien combinadas. Viértelo sobre los ingredientes en el tazón grande y mezcla suavemente hasta que todo esté

uniformemente cubierto. Ajusta la cantidad de mayonesa según tu preferencia de cremosidad.

4. Sazona la ensaladilla rusa con sal y pimienta al gusto. Prueba y ajusta los condimentos según sea necesario.
5. Refrigera la ensaladilla rusa durante al menos 30 minutos antes de servir para que los sabores se mezclen.

SNACKS

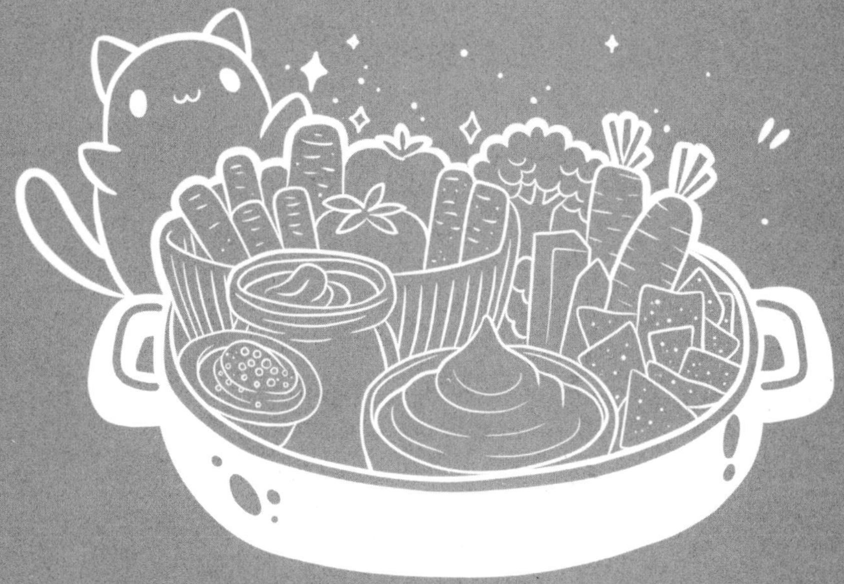

ROLLITOS DE SALMÓN AHUMADO Y ESPÁRRAGOS

Fase 2 · Porciones: 2 · Preparación: 15 minutos

Ingredientes:

- 170 g de salmón ahumado en lonchas finas
- 12 espárragos verdes frescos
- ½ taza de dip de brócoli (p. 74)

Instrucciones:

1. Lava y corta los extremos leñosos de los espárragos. Luego, escáldalos en agua hirviendo durante 2 minutos. Retíralos y sumérgelos en agua fría para detener la cocción. Escúrrelos y sécalos con cuidado.
2. Extiende las lonchas de salmón ahumado en una superficie plana. Unta cada loncha con una capa delgada de dip de brócoli.
3. Coloca un espárrago blanqueado en uno de los extremos de cada loncha de salmón ahumado.
4. Enrolla cada loncha de salmón con el espárrago en su interior, formando un rollito. Repite este proceso con el resto de las lonchas de salmón y los espárragos.

EDAMAME CON SAL MARINA

Fase 2 · Porciones: 4 · Preparación: 5 minutos
Cocción: 5 minutos

Ingredientes:

- 1 taza de edamame
- agua
- sal marina gruesa

Instrucciones:

1. Pon a hervir agua en una olla grande y lava bien los edamame bajo agua fría.
2. Cuando el agua esté hirviendo, agrega los edamame y cocina durante unos 4-5 minutos, o hasta que estén tiernos pero aún crujientes.
3. Escurre los edamame y sazónalos con sal marina gruesa al gusto.

PATÉ DE SALMÓN

Fase 2 · Porciones: 2 · Preparación: 5 minutos
Cocción: 5 minutos

Ingredientes:

- 85 g de salmón ahumado
- 1 clara de huevo
- ½ escalonia
- 1 cucharada de zumo de limón
- 1 cucharadita de mostaza
- 1 cucharada de eneldo fresco picado
- 1 cucharada de agua

Instrucciones:

1. Cuece la clara: puedes usar la clara de un huevo duro, o cocerla al baño maría durante 5 minutos, o ponerla en una taza y cocerla en el microondas durante 1 minuto, a la máxima potencia.
2. Pica finamente la escalonia y el eneldo.
3. Corta el salmón en tiras.
4. Pon todos los ingredientes en el vaso de una batidora y tritúralos hasta que se forme un paté homogéneo.

BARQUITOS DE LECHUGA CON ATÚN

Fase 2 · Porciones: 2 · Preparación: 10 minutos

Ingredientes:

- 170 g de atún al natural en lata escurrido
- ¼ de taza de pepino cortado en daditos pequeños
- ¼ de taza de cebolla morada picada finamente
- 2 cucharadas de dip de brócoli (p. 74)
- 1 cucharada de zumo de limón
- 1 cucharadita de mostaza de Dijon
- sal y pimienta al gusto
- 4 hojas de lechuga romana

Instrucciones:

1. En un tazón, mezcla el atún escurrido, el pepino y la cebolla morada.
2. En otro tazón pequeño, mezcla el dip de brócoli, el zumo de limón, la mostaza, la sal y la pimienta hasta que estén bien combinados.
3. Viértelo sobre la mezcla de atún y vegetales y revuelve hasta que estén bien combinados.
4. Lava y seca las hojas de lechuga. Coloca unas cucharadas de la mezcla de atún en el centro de cada hoja de lechuga.

UNTABLE DE TOFU CON FINAS HIERBAS

Fase 2 · Porciones: 3 · Preparación: 5 minutos

Ingredientes:

- 180 g de tofu
- ½ limón
- 2 cucharadas de levadura nutricional
- sal marina
- hierbas aromáticas frescas: cebollino, perejil, menta
- 3 o 4 cucharadas de agua

Instrucciones:

1. Pica rápidamente las finas hierbas.
2. Pon el tofu en la batidora y añádele la mezcla de finas hierbas, la sal marina, el zumo de limón, la levadura nutricional y un poco de agua.
3. Bate todos los ingredientes hasta obtener una textura que te guste. Si es necesario añade más agua.

FIAMBRE DE POLLO CASERO CON ESPECIAS

Fase 2 · Porciones: 8 · Preparación: 15 minutos
Cocción: 45 minutos

Ingredientes:

- 460 g de pechuga de pollo deshuesada y sin piel
- 1 clara de huevo
- 1 cucharada de mostaza de Dijon
- 1 cucharadita de ajo en polvo
- 1 cucharadita de cebolla en polvo
- 1 cucharadita de pimentón dulce
- ½ cucharadita de pimienta negra molida
- ½ cucharadita de sal
- ½ cucharadita de tomillo seco
- ½ cucharadita de orégano seco
- ½ cucharadita de comino molido

Instrucciones:

1. En un procesador de alimentos, tritura la pechuga de pollo hasta obtener una mezcla fina y homogénea.
2. Pon el pollo picado en un bol grande y agrega la clara de huevo, la mostaza de Dijon y todas las especias. Mezcla bien hasta que todos los ingredientes estén completamente incorporados.
3. Extiende una capa de papel film transparente sobre una superficie plana. Coloca la mezcla de pollo en el centro del papel film y, usando las manos, forma un rectángulo compacto y uniforme con la mezcla.
4. Envuelve la mezcla de pollo firmemente en el papel film,

asegurándote de que esté bien sellado. Puedes torcer los extremos para fijar el cierre. Usa varias capas para que no entre agua.

5. Lleva una olla grande de agua a ebullición. Reduce el fuego a medio-bajo para mantener un hervor suave.
6. Con cuidado, sumerge el paquete envuelto en papel film en el agua hirviendo. Deja que cueza suavemente durante unos 45 minutos.
7. Pasado el tiempo de cocción, retira el paquete de pollo del agua con cuidado usando unas pinzas. Deja que se enfríe durante unos minutos antes de desenrollarlo.
8. Una vez frío, desenrolla el papel film y corta el fiambre de pollo en rodajas.

GUACAMOLE CASERO

Fase 3 · Porciones: 4 · Preparación: 10 minutos

Ingredientes:

- 2 aguacates maduros
- 1 tomate mediano sin semillas y cortado en daditos
- ¼ de cebolla roja picada finamente
- ¼ de taza de cilantro fresco picado
- 1 diente de ajo picado (opcional)
- zumo de 1 limón
- sal al gusto
- pimienta negra molida al gusto
- ½ chile jalapeño picado finamente (opcional, para un toque picante)
- verduras crudas para acompañar (zanahorias, pepinos, apio, pimientos, etc.)

Instrucciones:

1. Corta los aguacates por la mitad y retira el hueso. Con una cuchara, saca la pulpa de los aguacates y colócala en un tazón mediano.
2. Con un tenedor, machaca los aguacates hasta obtener la consistencia deseada.
3. Agrega el tomate picado, la cebolla roja, el cilantro picado y el ajo (si lo estás usando) al tazón con los aguacates machacados. Mezcla bien.
4. Exprime el zumo de limón sobre el guacamole y mezcla nuevamente para asegurarte de que todos los ingredientes estén bien combinados. El limón evita que el aguacate se oxide y se oscurezca.

5. Sazona con sal y pimienta al gusto. Si deseas un guacamole más picante, agrega el chile jalapeño picado y mézclalo todo bien.
6. Prueba el guacamole y sazona según sea necesario.

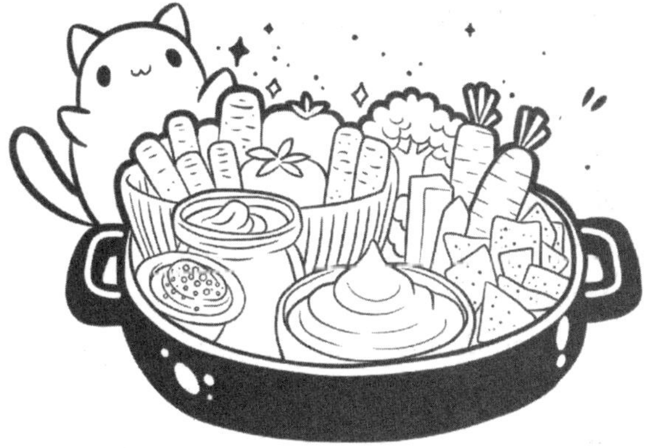

CHIPS DE CALABACÍN

Fase 3 · Porciones: 4 · Preparación: 10 minutos
Cocción: 20-25 minutos

Ingredientes:

- 2 calabacines medianos
- 3 cucharadas de aceite de oliva
- sal al gusto
- pimienta negra molida al gusto
- ajo en polvo, pimentón ahumado, o cualquier condimento de tu elección (opcional, para condimentar)

Instrucciones:

1. Precalienta el horno a 180 °C. Forra una bandeja para hornear con papel pergamino o una lámina antiadherente.
2. Lava los calabacines y sécalos con una toalla. Con un cuchillo afilado o una mandolina, córtalos en rodajas finas y uniformes, aproximadamente de 0,3 a 0,5 cm de grosor.
3. En un tazón grande, mezcla las rodajas de calabacín con el aceite de oliva, asegurándote de que estén bien cubiertas.
4. Coloca las rodajas de calabacín en una sola capa sobre la bandeja para hornear preparada. Espolvorea sal, pimienta y tus condimentos opcionales favoritos sobre las rodajas de calabacín.
5. Hornea en el horno precalentado durante 20-25 minutos, o hasta que los chips de calabacín estén crujientes y ligeramente dorados en los bordes.
6. Retira del horno y deja que los chips de calabacín se enfríen durante unos minutos sobre una rejilla antes de servir.

HUMUS DE REMOLACHA

Fase 3 · Porciones: 4 · Preparación: 5 minutos

Ingredientes:

- 2 tazas de garbanzos cocidos escurridos y enjuagados
- 1 remolacha cocida pelada y cortada en trozos
- 6 cucharadas de tahini
- 2 cucharadas de zumo de limón
- 1 diente de ajo picado
- 3 cucharadas de aceite de oliva
- sal al gusto
- pimienta negra molida al gusto
- 2 cucharadas de agua (opcional, para ajustar la consistencia)
- verduras crudas para acompañar (zanahorias, pepinos, apio, pimientos, etc.)

Instrucciones:

1. En el procesador de alimentos, combina los garbanzos, la remolacha cocida, el tahini, el zumo de limón, el ajo y el aceite de oliva.
2. Procesa la mezcla hasta obtener una consistencia suave y cremosa. Si es necesario, agrega agua, una cucharada cada vez, para alcanzar la consistencia deseada.
3. Sazona con sal y pimienta al gusto y mezcla nuevamente para combinar.
4. Sirve y decora con un chorrito adicional de aceite de oliva y algunas semillas de sésamo si lo deseas.
5. Prepara las verduras crudas cortándolas en tiras o trozos manejables para mojar.
6. Sirve el humus de remolacha con las verduras crudas dips.

TZATZIKI VEGANO

Fase 3 · Porciones: 4 · Preparación: 20 minutos

Ingredientes:

- 1 taza de yogur de coco (p. 223)
- ½ pepino
- 1 diente de ajo
- 2 cucharadas de vinagre
- menta fresca
- eneldo fresco
- ½ cucharada de eneldo seco
- 1 cucharada aceite de oliva extra virgen
- sal rosa o marina

Instrucciones:

1. Lava bien el pepino, rállalo y colócalo en un colador de malla fina con una pizca de sal; deja reposar una media hora.
2. Mientras tanto, pica finamente las hierbas frescas y el ajo.
3. Pasada la media hora, exprime el pepino rallado entre las manos para sacar toda el agua posible.
4. En un bol, mezcla todos los ingredientes: el yogur vegetal, el pepino rallado, las hierbas picadas, el ajo, el eneldo seco, el vinagre, el aceite, la sal. Mezcla todo hasta obtener una crema homogénea.

CHIPS DE KALE AL HORNO

Fase 3 · Porciones: 4 · Preparación: 10 minutos
Cocción: 15-20 minutos

Ingredientes:

- 1 manojo grande de kale (aproximadamente 4 tazas)
- 3 cucharadas de aceite de oliva
- sal al gusto
- pimienta negra, ajo en polvo, pimentón ahumado, queso parmesano rallado (opcional, para condimentar)

Instrucciones:

1. Precalienta el horno a 150 °C. Forra una bandeja para hornear con papel pergamino o una lámina antiadherente.
2. Lava bien las hojas de kale y sécalas completamente con una toalla o papel de cocina. Asegúrate de que estén bien secas para obtener chips crujientes.
3. Retira los tallos y corta las hojas de kale del tamaño de un chip.
4. En un tazón grande, mezcla el kale con aceite de oliva y sal. Agrega cualquier condimento adicional, para dar sabor.
5. Extiende las hojas en una sola capa sobre la bandeja para hornear preparada. Asegúrate de que estén separadas para que se horneen de manera uniforme y se vuelvan crujientes.
6. Hornea en el horno precalentado durante 15-20 minutos, o hasta que los chips de kale estén crujientes y ligeramente dorados en los bordes. Es posible que necesites girar la bandeja a la mitad del tiempo de cocción para una cocción uniforme.
7. Una vez listos, retira los chips de kale del horno y deja que se enfríen en la bandeja durante unos minutos antes de servir.

GARBANZOS AL HORNO

Fase 3 · Porciones: 4 · Preparación: 5 minutos
Cocción: 30-40 minutos

Ingredientes:

- 2 tazas de garbanzos escurridos y lavados
- 3 cucharadas de aceite de oliva
- 1 cucharadita de sal
- 1 cucharadita de pimentón ahumado (opcional)
- 1 cucharadita de comino en polvo
- ½ cucharadita de ajo en polvo
- ½ cucharadita de cúrcuma en polvo
- pimienta negra al gusto

Instrucciones:

1. Precalienta el horno a 200 °C. Forra una bandeja para hornear con papel pergamino o con una lámina antiadherente.
2. Enjuaga y escurre los garbanzos. Colócalos en un paño limpio y seco y sécalos suavemente para eliminar el exceso de humedad.
3. Pon los garbanzos en un tazón y agrégales el aceite de oliva, la sal y todas las especias: pimentón ahumado, comino en polvo, ajo en polvo y cúrcuma en polvo. Agita el tazón para asegurarte de que los garbanzos estén bien cubiertos con la mezcla de especias.
4. Extiende los garbanzos en una sola capa sobre la bandeja para hornear preparada.
5. Hornea en el horno precalentado durante 30-40 minutos,

revolviendo ocasionalmente, hasta que los garbanzos estén crujientes y dorados.

6. Una vez que estén listos, retira los garbanzos del horno y déjalos enfriar durante unos minutos antes de servir.

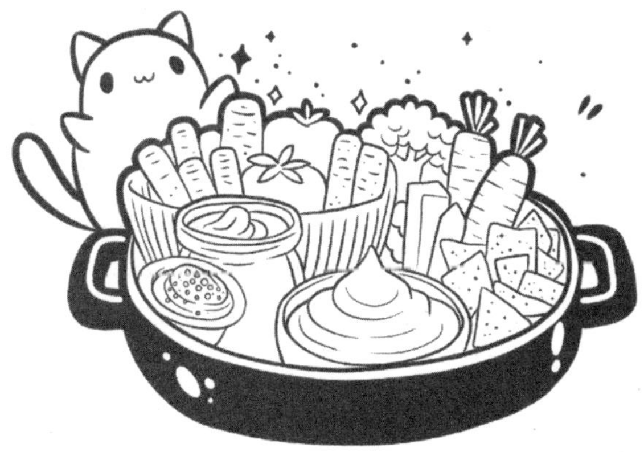

POSTRES

MANZANA AL HORNO

Fase 1 · Porciones: 2 · Preparación: 5 minutos
Cocción: 25-30 minutos

Ingredientes:

- 2 manzanas medianas
- 2 cucharaditas de xilitol de abedul (o estevia al gusto)
- 1 cucharadita de canela en polvo (opcional)
- agua (para el baño de las manzanas)

Instrucciones:

1. Precalienta el horno a 180 °C.
2. Lava las manzanas y sécalas con cuidado. Con un cuchillo afilado, retira el corazón de cada manzana, asegurándote de no perforar la parte inferior.
3. Coloca las manzanas en una bandeja para hornear.
4. Espolvorea la canela y el edulcorante sobre las manzanas.
5. Vierte un poco de agua en la bandeja para hornear, lo suficiente para cubrir el fondo y crear vapor durante la cocción.
6. Hornea las manzanas en el horno precalentado durante 25-30 minutos, o hasta que estén tiernas y doradas.
7. Una vez cocidas, retira las manzanas del horno y deja que se enfríen un poco antes de servir.

PALETAS DE MANGO Y FRESA

Fase 1 · Porciones: 3 · Preparación: 10 minutos
Cocción: 4-6 horas

Ingredientes:

- 2 tazas de mango maduro, pelado y cortado en trozos
- 1 taza de fresas maduras cortadas en trozos
- ¼ de taza de zumo de limón fresco
- 2 cucharaditas de xilitol de abedul o estevia al gusto (opcional)

Instrucciones:

1. El día anterior, lava, pela y trocea la fruta y ponla en unos contenedores para congelar. Deja en el congelador al menos 24 horas.
2. Al día siguiente, pon en una licuadora los trozos de mango y fresa, el zumo de limón y el edulcorante (si lo estás usando). Combina hasta obtener una mezcla suave y homogénea.
3. Prueba la mezcla y ajusta la dulzura según tu preferencia, agregando más edulcorante o limón si es necesario.
4. Vierte la mezcla en moldes para polos. Deja un poco de espacio en la parte superior para que se expandan mientras se congelan.
5. Inserta los palitos en cada molde. Si los palitos tienden a hundirse, congela los polos durante aproximadamente una hora antes de insertarlos para que se mantengan en su lugar.
6. Congela durante al menos 4-6 horas, o hasta que estén completamente congelados.
7. Para sacar los polos de los moldes, sumérgelos en agua tibia durante unos segundos.

MACEDONIA TROPICAL CON LIMA Y MENTA

Fase 1 · Porciones: 4 · Preparación: 10 minutos

Ingredientes:

- 2 mangos pelados y cortados en cubos
- 2 kiwis pelados y cortados en rodajas o cubos
- 1 taza de piña fresca cortada en trozos
- 1 taza de fresas lavadas y cortadas en mitades o cuartos
- zumo de 1 lima
- hojas de menta fresca picadas finamente
- xilitol de abedul o estevia al gusto (opcional)

Instrucciones:

1. En un tazón grande, combina los cubos de mango, las rodajas de kiwi, los trozos de piña y las fresas cortadas.
2. Exprime el zumo de lima sobre la fruta y mezcla suavemente para que todos los trozos de fruta estén cubiertos con el zumo de lima.
3. Agrega las hojas de menta picadas a la fruta y mezcla nuevamente para distribuir uniformemente.
4. Si deseas endulzar la macedonia, añade estevia al gusto y mezcla bien. Prueba la macedonia y ajusta la cantidad de edulcorante según tu preferencia.
5. Refrigera la macedonia durante al menos 30 minutos antes de servir para que los sabores se mezclen y se enfríe ligeramente.

BROWNIES DE CALABAZA

Fase 1 y 3 · Porciones: 9 · Preparación: 15 minutos
Cocción: 25-30 minutos

Ingredientes:

- 1 taza de puré de calabaza
- ¼ de taza de xilitol de abedul o estevia al gusto (opcional, según la dulzura deseada)
- 1 cucharadita de extracto de vainilla
- 4 claras de huevos
- 1 taza de harina de avena (puedes moler copos de avena en un procesador de alimentos hasta obtener una harina fina)
- ¼ de taza de cacao en polvo puro
- ½ cucharadita de polvo de hornear
- ½ cucharadita de cremor tártaro
- una pizca de sal

Instrucciones:

1. Precalienta el horno a 180 °C. Engrasa ligeramente un molde para hornear cuadrado de 20 × 20 cm y forra el fondo con papel pergamino.
2. En un tazón grande, mezcla el puré de calabaza, el xilitol de abedul o estevia (si lo usas) y el extracto de vainilla hasta que estén bien combinados.
3. Agrega las claras de huevo y bate para que se incorporen bien.
4. En otro tazón, mezcla la harina de avena, el cacao en polvo, el polvo de hornear y la sal.
5. Incorpora gradualmente los ingredientes secos a la mezcla de

calabaza, revolviendo hasta que estén bien combinados y no queden grumos.

6. Vierte la mezcla en el molde preparado y extiéndela de manera uniforme.
7. Hornea en el horno precalentado durante 25-30 minutos, o hasta que un palillo insertado en el centro salga limpio o con migas húmedas.
8. Retira del horno y deja enfriar en el molde durante unos minutos antes de transferir los brownies a una rejilla para que se enfríen por completo.
9. Una vez que los brownies estén completamente fríos, córtalos en cuadrados y sírvelos.

SORBETE DE FRUTOS ROJOS

Fase 1 y 3 · Porciones: 3 · Preparación: 5 minutos
Cocción: 4-6 horas

Ingredientes:

- 3 tazas de frutos rojos congelados (frambuesas, moras, arándanos)
- 3 cucharadas de xilitol de abedul o estevia al gusto (opcional)
- 1 cucharada de zumo de limón

Instrucciones:

1. Coloca los frutos rojos congelados en un procesador de alimentos o licuadora.
2. Agrega el xilitol de abedul o estevia (si lo usas) y el zumo de limón.
3. Tritura hasta obtener una masa suave y homogénea. Si es demasiado espesa, puedes agregar un poco de agua para ayudar a que se mezcle, pero trata de usar la menor cantidad posible para mantener la consistencia de sorbete.
4. Prueba la mezcla y ajusta la dulzura según tu preferencia, agregando más xilitol de abedul o estevia si es necesario.
5. Vierte la mezcla en un recipiente apto para congelador y congélalo durante al menos 4-6 horas, o hasta que quede completamente congelado.
6. Cuando esté listo para servir, retira el sorbete del congelador y deja que se ablande a temperatura ambiente unos minutos.
7. Utiliza una cuchara para raspar el sorbete y formar bolas o simplemente sírvelo en cuencos. Puedes decorarlo con algunas frutas frescas o hierbas frescas si lo deseas.

PERAS TIBIAS CON VAINILLA

Fase 1 · Porciones: 4 · Preparación: 5 minutos
Cocción: 15-20 minutos

Ingredientes:

- 4 peras maduras pero firmes
- ½ taza de agua
- ¼ de taza de xilitol de abedul o estevia al gusto
- 1 vaina de vainilla o 1 cucharadita de extracto de vainilla (opcional)
- una pizca de canela en polvo (opcional, para un sabor adicional)

Instrucciones:

1. Pela las peras, dejando el tallo si lo deseas, y corta una pequeña rebanada en la parte inferior de cada pera para que se sostengan de pie en la sartén.
2. En una sartén grande, mezcla el agua y el xilitol de abedul o estevia. Si usas una vaina de vainilla, córtala por la mitad longitudinalmente y raspa las semillas con la punta de un cuchillo. Agrega a la sartén.
3. Calienta la mezcla de agua y xilitol de abedul o estevia a fuego medio hasta que comience a hervir.
4. Reduce el fuego al mínimo y coloca las peras en la sartén, de forma que queden de pie. Cubre la sartén y cocina las peras a fuego lento durante 10 minutos, o hasta que estén tiernas pero a la vez firmes.
5. Durante la cocción, baña las peras con el líquido para asegurarte de que se cocinan uniformemente.

6. Retira las peras del líquido de cocción y colócalas en platos para servir.
7. Si lo deseas, puedes hervir el líquido restante a fuego medio-alto hasta que se reduzca y espese ligeramente para obtener una especie de jarabe.
8. Sirve las peras tibias con una cucharada de jarabe de vainilla (si lo hiciste) y una pizca de canela en polvo por encima, si lo deseas.

PANNA COTTA DE AVENA CON FRESAS

Fase 1 · Porciones: 2 · Preparación: 5 minutos
Cocción: 10 minutos

Ingredientes:

Para la panna cotta:

- 2 tazas de bebida de avena
- 2 cucharadas de arrurruz en polvo o harina de tapioca
- ½ vaina de vainilla o extracto de vainilla natural
- 1 cucharadita de agar-agar en polvo
- 3 cucharadas de xilitol de abedul o estevia al gusto

Para la cobertura:

- 2 tazas de fresas
- ½ limón
- 2 cucharadas de xilitol de abedul o estevia al gusto

Instrucciones:

1. Corta la vaina de vainilla a lo largo y con la hoja del cuchillo saca todas las semillas.
2. En una olla, pon la bebida de avena, el edulcorante, las semillas de vainilla, la vaina, el arrurruz y el agar-agar.
3. Pon la olla a fuego lento y mezcla constantemente hasta que rompa a hervir.
4. Deja hervir un par de minutos (sin parar de mezclar) y retira del fuego.
5. Quita la vaina de vainilla y reparte la bebida en boles, copas o vasitos. Deja enfriar y guárdalo en la nevera, al menos dos horas.

6. Mientras tanto, lava bien las fresas y córtalas en trocitos pequeños.
7. En un bol grande, mezcla bien las fresas con el edulcorante y el zumo de medio limón. Tapa y deja reposar en la nevera.
8. Cuando la panna cotta tenga la consistencia adecuada, cúbrela con las fresas y sírvela fría.

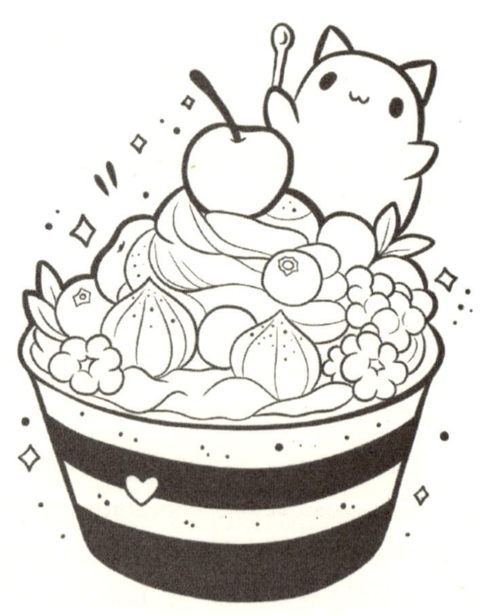

GALLETAS DE AVENA Y MANZANA

Fase 1 · Porciones: 2 · Preparación: 5 minutos
Cocción: 15-20 minutos

Ingredientes:

- 2 tazas de copos de avena
- 2 manzanas grandes ralladas
- ¼ de taza de xilitol de abedul o estevia al gusto (opcional)
- 1 cucharadita de canela en polvo
- ¼ de cucharadita de sal
- 1 cucharadita de extracto de vainilla
- 3 claras de huevo
- ½ cucharadita de bicarbonato
- ½ cucharadita de cremor tártaro

Instrucciones:

1. Precalienta el horno a 180 °C y cubre una bandeja para hornear con papel pergamino.
2. En un tazón, mezcla los copos de avena, la manzana rallada, el xilitol de abedul o estevia (si lo usas), la canela, el bicarbonato, el cremor tártaro y la sal.
3. En otro tazón más pequeño, bate el huevo (o sustituto de huevo) con el extracto de vainilla.
4. Vierte la mezcla húmeda sobre los ingredientes secos y mezcla bien hasta que todos estén completamente combinados. Si la masa parece demasiado seca, puedes agregar un poco de aceite de coco derretido o unas cucharadas de bebida vegetal para ayudar a unir la masa.

5. Si lo deseas, puedes añadir pasas o arándanos secos a la masa y mezclar para distribuirlos uniformemente.
6. Con una cuchara para helado o tus manos, forma bolas con la masa y colócalas en la bandeja para hornear preparada. Usa tus dedos o una espátula para aplanar ligeramente cada bola y formar galletas.
7. Hornea en el horno precalentado durante 15-20 minutos, o hasta que las galletas estén doradas en los bordes.
8. Retira del horno y deja que las galletas se enfríen en la bandeja durante unos minutos antes de transferirlas a una rejilla para que se enfríen por completo.

CREMA DE TOFU AL LIMÓN SIN GRASA

Fase 2 · Porciones: 4 · Preparación: 10 minutos
Refrigeración: 1-2 horas (opcional)

Ingredientes:

- 240 g de tofu silken
- 2 cucharadas de zumo de limón fresco
- 1 cucharadita de ralladura de limón
- 2 cucharaditas de xilitol de abedul o estevia al gusto
- una pizca de sal

Instrucciones:

1. Escurre el tofu para eliminar el exceso de líquido.
2. Coloca el tofu escurrido en un procesador de alimentos o licuadora.
3. Agrega el zumo de limón, la ralladura de limón, el edulcorante y una pizca de sal.
4. Procesa o licúa la mezcla hasta que esté suave y cremosa, deteniéndote ocasionalmente para raspar los lados del procesador de alimentos o licuadora y asegurarte de que todos los ingredientes estén bien mezclados.
5. Prueba la crema y ajusta el sabor según sea necesario, agregando más zumo de limón, ralladura de limón o edulcorante según tus preferencias personales.
6. Si lo deseas, puedes refrigerar la crema durante 1-2 horas antes de servirla para que se enfríe y los sabores se mezclen mejor.

MOUSSE DE TOFU Y CACAO

Fase 2 · Porciones: 4 · Preparación: 10 minutos
Refrigeración: 1-2 horas (opcional)

Ingredientes:

- 300 g de tofu silken
- 3 cucharadas de cacao en polvo sin azúcar
- 2 cucharadas de xilitol de abedul o estevia al gusto
- 1 cucharadita de extracto de vainilla
- una pizca de sal

Instrucciones:

1. Escurre el tofu para eliminar el exceso de líquido.
2. Coloca el tofu escurrido en un procesador de alimentos o licuadora.
3. Agrega el cacao en polvo, el edulcorante, el extracto de vainilla y una pizca de sal al tofu en el procesador de alimentos.
4. Procesa o licúa la mezcla hasta que esté suave y cremosa, deteniéndote ocasionalmente para raspar los lados del procesador de alimentos o licuadora y asegurarte de que todos los ingredientes estén bien mezclados.
5. Prueba la mousse y ajusta el sabor según sea necesario, agregando más cacao en polvo o edulcorante según tus preferencias personales.
6. Si lo deseas, puedes refrigerar la mousse durante 1-2 horas antes de servirla para que se enfríe y se solidifique ligeramente.
7. Sirve la mousse de tofu y cacao en cuencos individuales y decora con frutas frescas, nueces picadas o un toque de cacao en polvo adicional si lo deseas.

CREMA DE CLARAS Y CANELA

Fase 1 y 2 · Porciones: 2-4 · Preparación: 5 minutos
Cocción: 10-15 minutos

Ingredientes:

- 4 claras de huevo
- 2 cucharaditas de xilitol de abedul o estevia al gusto
- ½ cucharadita de extracto de vainilla
- ½ cucharadita de canela en polvo
- una pizca de sal

Instrucciones:

1. En un tazón grande, coloca las claras de huevo.
2. Agrega el edulcorante, el extracto de vainilla, la canela en polvo y una pizca de sal a las claras de huevo.
3. Bate las claras de huevo con un batidor de mano o eléctrico hasta que estén espumosas y hayan alcanzado picos suaves.
4. Transfiere las claras de huevo batidas a una cacerola pequeña.
5. Cocina a fuego medio-bajo, revolviendo constantemente, durante 10-15 minutos, o hasta que la mezcla espese y alcance una consistencia similar a la crema.
6. Retira la crema del fuego y sírvela caliente.
7. Si lo deseas, puedes espolvorear un poco de canela extra por encima antes de servir.

GELATINAS DE LIMA-LIMÓN

Fase 2 · Porciones: 4 · Preparación: 10 minutos
Refrigeración: 4 horas

Ingredientes:

- ½ taza de gelatina de ternera alimentada con pasto
- 1 taza de agua caliente
- ½ taza de zumo de lima fresco
- ½ taza de zumo de limón fresco
- ¼ de taza de xilitol de abedul o estevia al gusto
- ralladura de limón

Instrucciones:

1. En un tazón grande, disuelve la gelatina sin sabor en el agua caliente, revolviendo bien para asegurarte de que no queden grumos.
2. Agrega el zumo de limón, el zumo de lima, la ralladura de limón y el edulcorante al tazón con la gelatina disuelta y mezcla hasta que estén bien combinados.
3. Prueba la mezcla y ajusta el sabor agregando más edulcorante si lo deseas.
4. Vierte la mezcla de gelatina en moldes individuales o en un molde grande.
5. Refrigera durante al menos 4 horas, o hasta que la gelatina esté completamente firme.
6. Una vez que esté lista, retírala del refrigerador, desmóldala y córtala en trocitos si lo deseas.

POLOS DE MOJITO

Fase 1, 2 y 3 · Porciones: 6-8 polos · Preparación: 10 minutos
Congelación: 4-6 horas

Ingredientes:

- 2 tazas de agua
- ½ taza de zumo de lima o limón fresco
- ¼ de taza de hojas de menta fresca finamente picadas
- ¼ de taza de xilitol de abedul o estevia al gusto
- ralladura de lima o limón (opcional, para decorar)
- palitos de helado

Instrucciones:

1. En un tazón grande, mezcla el agua, el zumo de lima o limón, las hojas de menta picadas y el edulcorante hasta que estén bien combinados.
2. Prueba la mezcla y ajusta la dulzura según tus preferencias, agregando más edulcorante si es necesario.
3. Vierte la mezcla en moldes para polos hasta aproximadamente tres cuartas partes de su capacidad.
4. Inserta los palitos de helado en cada molde y colócalos en el congelador.
5. Congela los polos durante al menos 4-6 horas, o hasta que estén completamente solidificados.
6. Una vez que estén listos, retíralos del congelador y sumerge rápidamente los moldes en agua tibia para aflojar los polos y desmoldarlos con cuidado.
7. Puedes espolvorear un poco de ralladura de lima o limón sobre los polos antes de servirlos para darles un toque de frescura.

FLAN DE LIMÓN CON CLARAS DE HUEVO

Fase 1 y 2 · Porciones: 3 · Cocción: 45 minutos
Refrigeración: 4 horas

Ingredientes:

- 6 claras de huevo
- ½ taza de zumo de limón fresco
- ralladura de 2 limones
- ¼ de taza de xilitol de abedul o estevia al gusto
- 1 cucharadita de extracto de vainilla
- una pizca de sal
- rodajas de limón y hojas de menta para decorar (opcional)

Instrucciones:

1. Precalienta el horno a 180 °C. Coloca una bandeja para hornear con agua caliente en el horno para crear un baño maría.
2. En un tazón grande, bate las claras de huevo hasta que estén espumosas y formen picos suaves. Reserva.
3. En otro tazón, mezcla el zumo de limón, la ralladura de limón, el edulcorante líquido, el extracto de vainilla y la pizca de sal. Mezcla bien hasta que todos los ingredientes estén combinados.
4. Agrega suavemente las claras de huevo batidas a la mezcla de limón, mezclando con movimientos envolventes hasta que estén completamente incorporadas.
5. Vierte la mezcla en un molde para flan previamente engrasado.
6. Coloca el molde para flan en la bandeja para hornear con agua caliente, asegurándote de que el agua alcance aproximadamente la mitad de la altura del molde para flan.

7. Hornea durante 40-45 minutos, o hasta que el flan esté dorado en la parte superior y firme al tacto.
8. Retira del horno y deja que se enfríe a temperatura ambiente. Luego, refrigera durante al menos 4 horas, o hasta que esté completamente frío y firme.
9. Una vez frío, desmolda el flan sobre un plato para servir.
10. Decora con rodajas de limón y hojas de menta si lo deseas, y sirve en porciones individuales.

GALLETAS DE COCO Y AVENA

Fase 3 · Porciones: 6 · Preparación: 15 minutos
Cocción: 12-15 minutos

Ingredientes:

- 1 taza de harina de avena
- ½ taza de harina de almendra
- ½ taza de coco rallado
- ¼ de taza de xilitol de abedul o estevia al gusto
- ¼ de taza de aceite de coco derretido
- 2 huevos
- 1 cucharadita de extracto de vainilla
- ¼ de cucharadita de sal
- ½ cucharadita de bicarbonato
- ½ cucharadita de cremor tártaro

Instrucciones:

1. Precalienta el horno a 180 °C. Forra una bandeja para hornear con papel pergamino o silpat.
2. En un tazón grande, mezcla la harina de avena, la harina de almendra, el coco rallado, el edulcorante, la sal, el bicarbonato de sodio y el cremor tártaro.
3. Agrega el aceite de coco derretido, el huevo y el extracto de vainilla a la mezcla seca. Revuélvelo bien hasta obtener una masa homogénea y pegajosa.
4. Con tus manos, forma pequeñas porciones de masa y colócalas en la bandeja para hornear preparada. Usa tus dedos o la parte posterior de una cuchara para aplanar ligeramente las galletas.

5. Hornea en el horno precalentado durante 12-15 minutos, o hasta que las galletas estén doradas en los bordes.
6. Retira del horno y deja enfriar en la bandeja durante unos minutos antes de transferirlas a una rejilla para que se enfríen completamente.

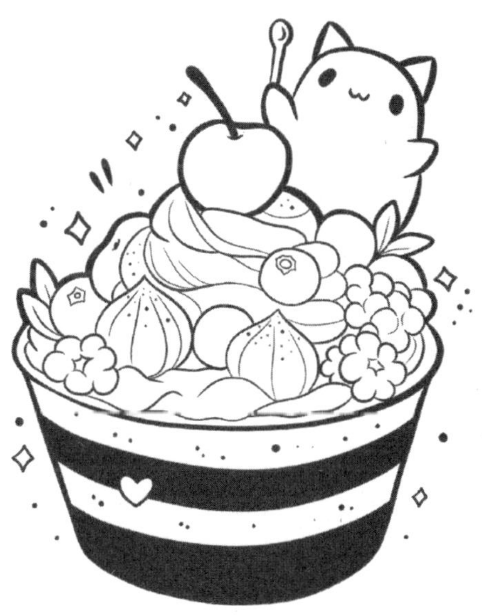

CRUMBLE DE FRUTOS ROJOS

Fase 3 · Porciones: 3 · Preparación: 15 minutos
Cocción: 12-15 minutos

Ingredientes:

- 1 taza de moras
- 1 taza de frambuesas
- 1 taza de arándanos azules
- 9 cucharadas de aceite de coco
- 3/4 de taza de copos de avena
- 3/4 de taza de harina de lentejas o garbanzos
- 6-9 cucharadas de leche de almendras
- 6 cucharadas de xilitol de abedul o estevia al gusto
- 1 pizca de sal

Instrucciones:

1. Precalienta el horno a 180 °C.
2. Pon el aceite de coco en un bol para que se reblandezca.
3. Con una batidora, muele media taza de copos de avena hasta convertirlos en harina gruesa.
4. En un bol, mezcla los copos molidos, los copos enteros restantes, la harina de lentejas o garbanzos, una cucharada de xilitol o estevia al gusto y una pizca de sal.
5. Agrega el aceite de coco a temperatura ambiente y la leche de almendras y trabaja rápidamente con las manos, sin llegar a formar una masa; la consistencia debe ser parecida a la arena húmeda, con grandes migas y que resulte fácil de compactar.
6. Pon la cucharada restante de xilitol o estevia en la base de un

molde individual y echa encima las frutas del bosque lavadas previamente.

7. Con las manos distribuye la masa arenosa, sin presionarla, dejando algún trozo de fruta sin cubrir.
8. Hornea durante 15 o 20 minutos.

FLAN DE COCO SIN HORNO

Fase 3 · Porciones: 4 · Preparación: 15 minutos
Refrigeración: 4-6 horas

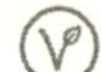 

Ingredientes:

- 1 taza de leche de coco en lata, refrigerada 24 horas en la nevera (solo la parte sólida)
- 1 taza de leche de coco ligera, en brik o casera
- ½ taza de gelatina de ternera alimentada con pasto
- ¼ de taza de agua fría
- ¼ de taza de xilitol de abedul o estevia al gusto
- coco rallado para decorar (opcional)

Instrucciones:

1. En un tazón pequeño, espolvorea la gelatina sobre el agua fría y deja que se hidrate durante unos minutos.
2. En una olla pequeña, calienta la leche de coco a fuego medio hasta que esté caliente pero no hirviendo.
3. Retira la leche de coco del fuego y agrega la crema de coco y el edulcorante de tu elección, revolviendo bien hasta que queden completamente incorporados y la mezcla esté suave.
4. Agrega la gelatina hidratada a la mezcla de leche de coco y revuelve hasta que la gelatina se disuelva por completo.
5. Vierte la mezcla en moldes individuales para flan o en un molde grande para flan.
6. Refrigera el flan durante al menos 4-6 horas, o hasta que se vea firme y completamente cuajado.
7. Una vez que el flan esté listo, desmóldalo con cuidado si es necesario y decóralo con coco rallado si lo deseas.

HELADO DE COCO CON MELOCOTÓN

Fase 3 · Porciones: 4 · Preparación: 10 minutos
Congelación: 4-6 horas

Ingredientes:

- 1 taza de leche de coco refrigerada durante la noche
- 4 melocotones maduros, pelados y cortados en trozos
- 2 cucharadas de xilitol de abedul o estevia al gusto
- 1 cucharadita de extracto de vainilla (opcional)

Instrucciones:

1. Abre la lata de leche de coco refrigerada y separa la parte sólida de la parte líquida. La parte sólida será la que utilizaremos para hacer el helado. Reserva la parte líquida para otros usos.
2. En un procesador de alimentos o licuadora potente, coloca la parte sólida de la leche de coco junto con los trozos de melocotón, el edulcorante líquido y el extracto de vainilla (si lo usas).
3. Procesa todo hasta obtener una mezcla suave y homogénea. Prueba y ajusta la dulzura según tu preferencia, agregando más edulcorante si es necesario.
4. Vierte la mezcla en un recipiente apto para congelador y cubre con papel film o una tapa hermética.
5. Congela durante al menos 4-6 horas, o hasta que se vea firme.
6. Cuando esté listo para servir, retira el helado del congelador y deja reposar a temperatura ambiente durante unos minutos para que sea más fácil de servir.
7. Sirve el helado de coco con melocotón en copas o tazones y disfruta de este delicioso postre cremoso y refrescante.

MOUSSE DE AGUACATE CON CACAO

Fase 3 · Porciones: 4 · Preparación: 10 minutos
Refrigeración: 1 hora

Ingredientes:

- 2 aguacates maduros
- 4 cucharadas de cacao en polvo sin azúcar
- 3-4 cucharadas de xilitol de abedul o estevia al gusto
- 1 cucharadita de extracto de vainilla
- una pizca de sal

Instrucciones:

1. Corta los aguacates por la mitad, retira el hueso y saca la pulpa. Colócala en un procesador de alimentos o licuadora.
2. Agrega el cacao en polvo, el edulcorante líquido, el extracto de vainilla y la pizca de sal al procesador de alimentos.
3. Procesa todo hasta obtener una mezcla suave y cremosa, asegurándote de raspar los lados del procesador de alimentos según sea necesario para garantizar que todos los ingredientes estén bien mezclados.
4. Prueba la mezcla y ajusta la cantidad de edulcorante según tu preferencia.
5. Transfiere la mousse de aguacate con cacao a cuencos individuales para servir.
6. Refrigera la mousse durante al menos 1 hora antes de servir, para que se enfríe y se solidifique un poco.

PUDÍN DE CHÍA CON FRUTOS ROJOS

Fase 3 · Porciones: 2 · Preparación: 5 minutos
Reposo: mínimo 2 horas o durante la noche

Ingredientes:

- ¼ de taza de semillas de chía
- 1 taza de leche de almendras
- 1 cucharadita de extracto de vainilla
- 1-2 cucharadas de xilitol de abedul o estevia al gusto
- frutos rojos (arándanos, frambuesas y moras) para servir

Instrucciones:

1. En un tazón mediano, mezcla las semillas de chía, la leche de almendras, el extracto de vainilla y el edulcorante líquido. Revuelve bien para combinar todos los ingredientes.
2. Deja reposar la mezcla durante unos 5 minutos y luego revuelve nuevamente para evitar que las semillas de chía se agrupen.
3. Cubre el tazón con papel film o una tapa y refrigera durante al menos 2 horas o toda la noche, hasta que el pudín de chía adquiera una consistencia gelatinosa.
4. Antes de servir, revuelve el pudín de chía para asegurarte de que esté bien mezclado y suave.
5. Divide el pudín de chía entre los recipientes para servir y decora con las frutas frescas cortadas en trozos.

GALLETAS DE COCO SIN HARINA

Fase 3 · Porciones: 9 · Preparación: 2 minutos
Cocción: 20 minutos

Ingredientes:

- 1 taza de coco rallado
- 1 taza de harina de almendras
- 1 huevo o 1 sustituto de huevo vegano (1 cucharada de semillas de lino molidas mezclada con 3 cucharadas de agua)
- 3 cucharadas de aceite de coco virgen
- 3-4 cucharadas de xilitol de abedul o estevia al gusto

Instrucciones:

1. Precalienta el horno a 180 °C.
2. En un bol vierte el huevo o el sustituto del huevo y bate bien. Añade la harina de almendras, el coco rallado y el edulcorante y mezcla bien.
3. Agrega el aceite de coco y sigue mezclando hasta obtener una masa homogénea.
4. Con las manos haz varias bolitas del mismo tamaño y aplástalas para formar galletas, ponlas sobre una bandeja de horno forrada con papel de horno y hornéalas entre 18 y 23 minutos, hasta que la superficie esté bien dorada.
5. Saca las galletas del horno y déjalas enfriar sobre una rejilla.

FRAMBUESAS CON NATA DE COCO

Fase 3 · Porciones: 4 · Preparación: 10 minutos
Refrigeración: 2 horas

Ingredientes:

- 1 taza de leche de coco en lata, refrigerada durante la noche, solo la parte sólida
- 2 cucharadas de xilitol de abedul o estevia al gusto (opcional)
- 1 cucharadita de extracto de vainilla
- 4 tazas de frambuesas frescas

Instrucciones:

1. Abre la lata de leche de coco refrigerada y retira la parte sólida de la parte líquida. La parte sólida será la que utilices para hacer la nata de coco. Reserva la parte líquida para otros usos (como batidos o *smoothies*).
2. Coloca la parte sólida de la leche de coco en un tazón grande.
3. Agrega el edulcorante al gusto y el extracto de vainilla al tazón.
4. Con una batidora eléctrica o un batidor de mano, bate la mezcla de leche de coco a velocidad alta hasta que esté suave y esponjosa, como la consistencia de la nata montada.
5. Una vez que la nata de coco tenga la consistencia deseada, colócala en el refrigerador durante al menos 2 horas para que se enfríe y se solidifique un poco.
6. Cuando esté lista para servir, coloca las frambuesas frescas en cuencos individuales y cubre cada porción con una generosa cucharada de nata de coco batida.

PREPARACIONES BÁSICAS

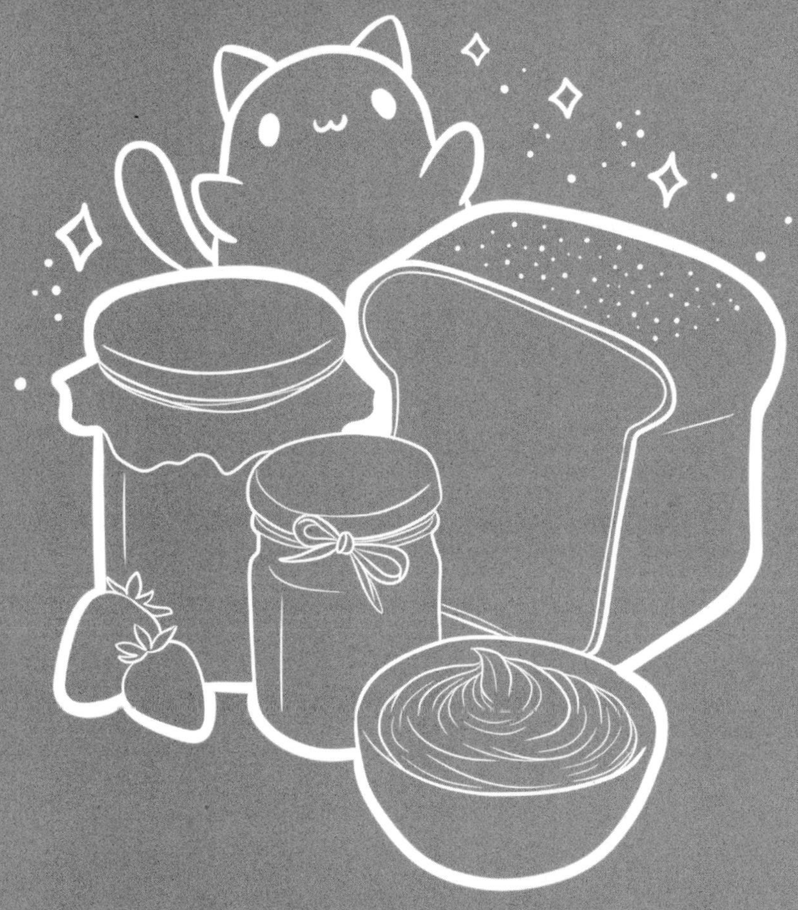

PAN DE TRIGO SARRACENO

Fase 1 · Porciones: 12-18 · Preparación: 20 minutos
Cocción: 45 minutos

Ingredientes:

- 3 tazas de harina de trigo sarraceno
- 1 ½ tazas de agua tibia
- 3-4 g de levadura seca de panadería
- 5 g de sal
- 10 g de *psyllium husk* (opcional)

Instrucciones:

1. En un bol, mezcla la levadura con un poquito de agua tibia.
2. En un bol grande, echa la harina de trigo sarraceno y añade la mezcla de levadura y agua. Mezcla bien.
3. Ve añadiendo el resto del agua poco a poco y mezclando para incorporarla. El resultado debe ser una masa lisa, homogénea y flexible.
4. Vierte la masa en un molde forrado con papel de horno con la ayuda de una espátula. Asegúrate de que se distribuye por todo el molde. Alisa la superficie del pan con la espátula.
5. Cubre el molde con un paño y deja reposar la masa dentro del horno apagado pero con la luz encendida unas dos horas o dos horas y media, hasta que haya doblado el tamaño.
6. Precalienta el horno a 180 °C y hornea el pan entre 40 y 50 minutos. Para comprobar si está listo, haz la prueba del palillo: si al clavarlo sale limpio, el pan está listo; de lo contrario necesita un ratito más en el horno.

7. Desmolda y deja enfriar sobre una rejilla. No lo cortes antes de que se haya enfriado por completo.
8. Cuando el pan esté frío, puedes cortarlo en rebanadas y congelarlo.

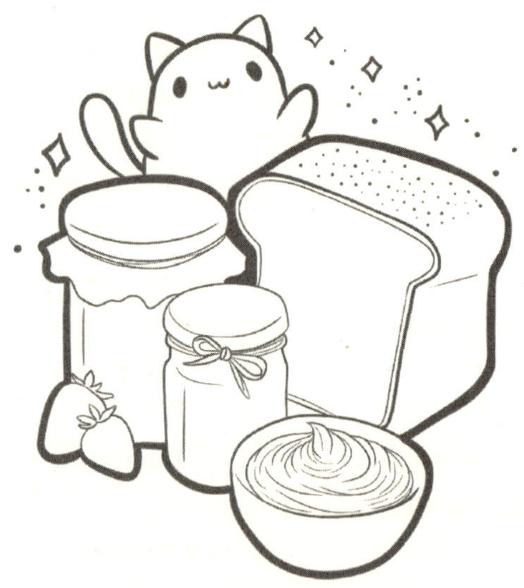

PAN DE CENTENO

Fase 1 y 3 · Porciones: 12-18 · Preparación: 20 minutos
Cocción: 45 minutos

Ingredientes:

- 3 tazas de harina de centeno
- 1 taza de agua
- ½ cucharadita de levadura seca de panadería
- ½ cucharadita de sal marina
- 2-3 cucharadas de semillas de amapola (opcional, solo en Fase 3)

Instrucciones:

1. En un bol amplio echa una taza de agua y la levadura y mezcla bien.
2. Añade la harina, la sal y las semillas de amapola (opcional) y mezcla bien con la ayuda de una rasqueta de panadería o con una espátula.
3. Sigue mezclando hasta incorporar bien los ingredientes. La harina de centeno absorbe mucha agua, así que si la masa te queda muy seca puedes añadir un poco más de agua; una o dos cucharadas deberían ser suficientes.
4. Cuando tengas una masa homogénea, dale una forma similar a la de tu molde, usando las manos. Ten presente que se trata de una masa bastante blanda y algo pegajosa, así que dale la forma rápidamente.
5. Coloca la masa en el molde y tápalo con papel transparente; no selles completamente el molde con el papel, déjalo suelto para que pase un poco de aire.

Truco: puedes pincelar el papel transparente con un poco de aceite, para que la masa, al crecer, aunque toque el papel no se pegue a él.

6. Deja reposar tu masa en un lugar cálido pero no excesivamente caliente entre 2 y 5 horas. Este tiempo dependerá mucho de la temperatura de tu casa. En verano suele tardar menos, mientras en invierno tarda más.
7. Echa un vistazo al pan de vez en cuando, verás que está listo para ser horneado cuando doble (o incluso triplique) su tamaño y se hayan formado algunos agujeritos en la superficie.
8. Precalienta el horno a 200 °C.
9. Este es el momento de decorar el pan (opcional), yo he usado unas semillas de amapola, pero puedes usar otras semillas o incluso granos, como por ejemplo copos de avena.
10. Cuando el horno esté caliente, hornea el pan durante unos 45 minutos.
11. Deja enfriar por completo sobre una rejilla antes de cortarlo.

TORTILLAS DE QUINOA

Fase 1 y 3 · Porciones: 4 para Fase 1, 8 para Fase 3
Remojo: 8 horas · Preparación: 5 minutos · Cocción: 15 minutos

Ingredientes:

- 1 taza de quinoa cruda
- 2 tazas de agua
- una pizca de sal (opcional)

Instrucciones:

1. Lava bien la quinoa bajo agua fría en un colador fino para eliminar cualquier sabor amargo. Deja en remojo en abundante agua durante 8 horas.
2. En la licuadora, agrega la quinoa remojada y las dos tazas de agua. Si deseas, puedes añadir una pizca de sal para dar sabor.
3. Mezcla la quinoa y el agua en la licuadora a alta velocidad durante unos minutos, hasta obtener una mezcla suave y homogénea.
4. Calienta una sartén antiadherente a fuego medio.
5. Vierte un poco de la mezcla de quinoa en la sartén caliente, formando una capa delgada y uniforme, similar a la preparación de crepes.
6. Cocina las tortillas de quinoa durante aproximadamente 2-3 minutos por cada lado, o hasta que estén doradas.

LECHE DE ALMENDRAS

Fase 3 · Porciones: 7 · Preparación: 10 minutos

Ingredientes:

- 2 tazas de almendras crudas
- 7 tazas de agua (o más si quieres una leche más ligera)

Instrucciones:

1. Pon las almendras en remojo al menos 8 horas; yo las suelo dejar toda la noche.
2. Al día siguiente, enjuaga bien las almendras y pélalas. Verás que una vez remojadas, la piel se quita muy fácilmente: es suficiente con aplicar un poco de presión con los dedos y la almendra sale sola. (También puedes usar almendras ya peladas y saltar este paso).
3. Cuando estén peladas, pon las almendras en la licuadora con el agua. Puedes usar más agua si quieres una leche más ligera.
4. Procesa todo muy bien hasta que las almendras se hayan hecho polvo por completo.
5. Cuela el líquido con una tela o bolsa para leches vegetales, para separar la leche de la pulpa de almendras. Es importante estrujar lo máximo posible para sacar toda la leche. No tires la pulpa, ya que puedes utilizarla para otras recetas.
6. Conserva la leche de almendras en un frasco de cristal hermético en la nevera, hasta 4-5 días.

YOGUR DE COCO

Fase 3 · Porciones: 8 · Preparación: 5 minutos
Reposo: 24-48 horas

Ingredientes:

- 2 tazas de leche de coco casera (o leche de coco en lata)
- 2 cápsulas de probiótico apto para veganos (tienen que ser cápsulas que se pueden abrir y vaciar, no pastillas)
- tarros de cristal esterilizados
- una cuchara de madera o plástico
- una gasa para tapar el tarro
- una goma

Instrucciones:

1. Esteriliza los tarros: lávalos con agua y jabón, enjuagándolos muy bien con agua hirviendo y secándolos completamente. Déjalos enfriar a temperatura ambiente sobre un trapo limpio antes de usarlos.
2. Vierte la leche de coco en un tarro de cristal alto, esterilizado y seco. (A veces la leche de coco se separa, así que después de añadirla al tarro, remueve con una batidora para que quede completamente lisa).
3. Abre las cápsulas de probióticos y viértelas sobre la leche; mezcla con una cuchara de madera o plástico para incorporar los probióticos. (Utiliza una cuchara de madera o plástico para remover la mezcla, no de metal, ya que una cuchara de metal puede reaccionar negativamente con los probióticos).
4. Cubre el tarro con una gasa o un paño de cocina muy fino y

limpio, que deje entrar el aire pero mantenga alejados a los insectos, y sujétala con una goma elástica.

5. Deja que el yogur se active durante al menos 24 horas y hasta 48 horas en un lugar cálido (cuanto más tiempo repose, más espeso será el yogur; yo suelo dejarlo 48 horas). En las estaciones más frías, puedes colocar el yogur en el horno con la luz encendida.
6. A partir de las 24 horas reposando, podrás probar el yogur para ver la consistencia y la acidez (usa siempre una cuchara de madera para probarlo).
7. Cuando el yogur tenga la consistencia deseada, cubre el tarro con una tapa y refrigera hasta que se enfríe. La refrigeración también espesará más el yogur.
8. Opcionalmente, si quieres obtener un yogur más espeso forra un colador de malla fina con dos capas de gasa y colócalo sobre un bol. Vierte el yogur, cúbrelo con una tapa o papel de plástico y déjalo reposar en el frigorífico toda la noche o más de 12 horas. Debería espesar un poco más.
9. Guarda tu yogur tapado en la nevera durante 5-7 días.

RICOTTA DE ALMENDRAS

Fase 3 · Porciones: 8 · Preparación: 10 minutos
Remojo: 6 horas · Reposo: 6 horas

Ingredientes:

- 2 tazas de almendras crudas
- 4 tazas de agua filtrada (para remojar)
- 2 ½ tazas de agua filtrada (para la ricotta)
- 2 ½ cucharadas de zumo de limón
- sal al gusto

Instrucciones:

1. Remoja las almendras en cuatro tazas de agua filtrada durante al menos 6 horas o la noche. Esto ablandará las almendras y facilitará la elaboración de la ricotta.
2. Después de remojar, escurre y enjuaga las almendras.
3. En una licuadora o procesador de alimentos, combina las almendras remojadas y escurridas con dos tazas y media de agua filtrada.
4. Combina a alta velocidad hasta obtener una mezcla suave y cremosa, deteniéndote ocasionalmente para raspar los lados del recipiente si es necesario.
5. Filtra la bebida vegetal obtenida con un paño limpio. La pulpa restante la puedes usar para hacer otras recetas, como galletas.
6. Ahora pasa la bebida resultante a un cazo y enciende el fuego. En cuanto empiece a hervir, apaga el fuego.
7. Deja que se enfríe durante 10 minutos y, a continuación, vierte la mezcla en un bol grande.
8. Añade el zumo de limón y sal al gusto, remueve y deja reposar

durante media hora. (Si vas a utilizar la ricotta de almendras para postres, no añadas sal). Verás que la leche empieza a cuajar.

9. Usa un cazo pequeño o un recipiente para recoger el exceso de líquido, un colador y un paño limpio. Vierte la cuajada de almendras en el paño y deja escurrir durante una hora.
10. Por último, rellena un molde para ricotta con la mezcla y déjala unas 2-3 horas (o incluso toda la noche) en la nevera.
11. La ricotta de almendras casera se conservará en la nevera durante 3-4 días.

UNTABLE DE ANACARDOS

Fase 3 · Porciones: 4· Preparación: 5 minutos
Remojo: 8 horas

Ingredientes:

- 1 taza de anacardos
- $^{1}/_{8}$ de taza de agua
- 2 cucharadas de zumo de limón
- 2 cucharadas de levadura nutricional
- 1 diente de ajo
- tomillo fresco
- romero seco
- orégano seco
- sal

Instrucciones:

1. Pon en remojo los anacardos en un bol con agua durante al menos 8 horas.
2. Pasadas las 8 horas, lava los anacardos y ponlos en la batidora bien escurridos.
3. Agrega el resto de los ingredientes y bate hasta que quede una crema homogénea y un poco densa.
4. Si deseas un untable menos denso se puede añadir más agua hasta obtener la textura deseada.

MERMELADA DE ARÁNDANOS Y CHÍA

Fase 3 · Porciones: 2 · Preparación: 1 minuto
Cocción: 15 minutos

Ingredientes:

- 2 tazas de arándanos azules
- ¼ de taza de semillas de chía
- ½ limón
- 2 o 3 cucharadas de xilitol de abedul o estevia al gusto (opcional)

Instrucciones:

1. Lava bien los arándanos y ponlos en una cazuela con medio zumo de limón y el edulcorante.
2. Pon la cazuela sobre el fuego bajo y ve mezclando y chafando los arándanos constantemente hasta que todos hayan soltado su zumo.
3. Ahora, añade las semillas de chía y ve removiendo durante unos minutos, hasta que las semillas se hayan incorporado bien.
4. Vierte la mermelada en un tarro de cristal y deja enfriar por completo.

MAYONESA CASERA

Fase 3 · Porciones: 4-8 · Preparación: 5 minutos

Ingredientes:

- 1 huevo
- 1 taza de aceite de girasol
- 1 cucharada de zumo de limón
- 1 cucharadita de mostaza (opcional)
- sal rosa del Himalaya o marina

Instrucciones:

1. Saca el huevo de la nevera al menos 30 minutos antes de hacer la mayonesa. Uno de los trucos para que la mayonesa quede bien es que el huevo y el aceite tengan la misma temperatura.
2. Pon el huevo en el vaso de la batidora, añade el aceite y el zumo de limón.
3. Apoya la batidora en el fondo del vaso y bate sin mover la batidora. No despegues del fondo la batidora hasta que los ingredientes comiencen a emulsionar.
4. Cuando la salsa ya empiece a tener el color y la consistencia de la mayonesa, sigue batiendo delicadamente y mueve la batidora de arriba abajo.
5. Añade la sal y la mostaza (opcional) y bate nuevamente hasta que se unan los ingredientes.

PESTO VEGANO

Fase 3 · Porciones: 3 · Preparación: 5 minutos

Ingredientes:

- 1 taza de hojas de albahaca fresca
- ¼ de taza de nueces o piñones
- ¼ de taza de levadura nutricional
- 1 diente de ajo
- 6 cucharadas de aceite de oliva
- sal

Instrucciones:

1. En un procesador de alimentos, combina la albahaca fresca, los piñones o nueces, el diente de ajo y la levadura nutricional y pulsa hasta que los ingredientes estén picados finamente.
2. Con el procesador de alimentos funcionando, vierte lentamente el aceite de oliva virgen extra en la mezcla hasta que se forme una pasta suave y homogénea.
3. Detén el procesador de alimentos y prueba el pesto. Añade sal y pimienta al gusto, y ajusta la consistencia agregando más aceite de oliva si lo deseas.
4. Una vez que el pesto tenga el sabor y la consistencia deseados, transfiérelo a un frasco o recipiente hermético y guárdalo en el refrigerador hasta que esté listo para usar.

PEPINILLOS EN VINAGRE

Fase 1, 2 y 3 · Porciones: 1 · Preparación: 12 horas

Ingredientes:

- 8 pepinos baby o 2 pepinos medianos
- 2 tazas de vinagre de sidra de manzanas
- 2 cucharadas de granos de mostaza
- ½ cucharada de granos de pimienta negra
- 1 diente de ajo pelado
- 2 o 3 hojas de laurel
- 1 taza de sal gruesa

Instrucciones:

1. Lava bien los pepinos, sécalos y ponlos en un bol cubierto de sal gruesa.
2. Deja reposar 12 horas.
3. Mientras tanto, esteriliza el pote de cristal: pon un trapo limpio en el fondo de una olla grande y otro trapo alrededor del pote. Llena la olla de agua fría con el pote lavado dentro. Deja hervir media hora.
4. Pon los potes a escurrir y enfriar sobre otro trapo limpio.
5. Mientras, escurre y seca los pepinos.
6. Si has elegido dos pepinos medianos en lugar de los baby, corta los pepinos en rodajas.
7. Pon los pepinos en el pote de cristal y agrega todas las especias.
8. En una olla, pon a ebullición el vinagre y viértelo en el pote hasta llenarlo.
9. Cierra el pote, ponlo cabeza abajo y envuélvelo en un trapo limpio.

10. Cuando se haya enfriado del todo comprueba que esté cerrado al vacío.
11. Los pepinillos estarán listos para consumir al cabo de un par de meses.

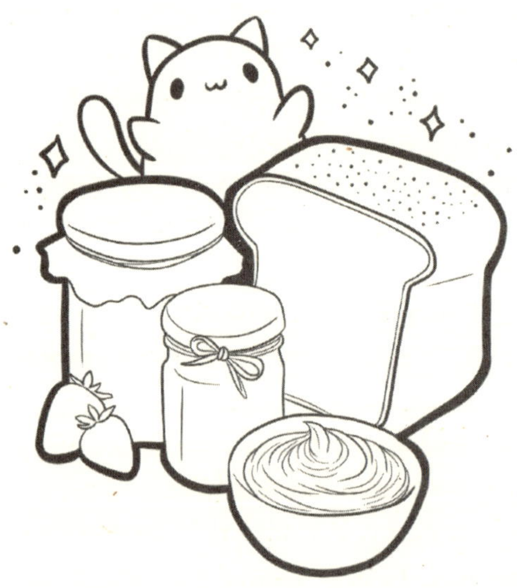

AGRADECIMIENTOS

Es difícil expresar con palabras la inmensa gratitud que siento al presentarte este libro de cocina. Este proyecto no solo representa el esfuerzo de muchos años, sino también el cumplimiento de un sueño. Por eso, quiero dar las gracias a todas las personas que han sido parte de este viaje, que me han apoyado incondicionalmente y me han animado.

Gracias a Alice, Alma, Aurora, Ceci, Jenny, Lorena, Lourdes, Melissa, Montse B e Ylcania: mis compañeras en este camino. Vuestras palabras de ánimo han sido un bálsamo en los momentos de duda y una fuente inagotable de inspiración.

Gracias a mi amigo Marc por haberme acompañado en mil aventuras gastronómicas y por haber creído en mí durante tantos años, especialmente cuando yo no lo hacía.

Gracias a Clara, Fosca, Loli, Montse M. y Paco por abrirme las puertas de sus cocinas y enseñarme sus mejores recetas que están, ahora, entre mis favoritas. *Crostini neri*, *pici* al ragú, papas arrugadas con mojo verde, fricandó y paella de marisco siempre tendrán un sitio en mi corazón, al igual que vosotros.

Gracias a Sumiko-sensei por compartir conmigo los secretos más preciados de sus recetas. Tu generosidad y sabiduría han enriquecido este libro de formas inimaginables.

Un agradecimiento especial a mi tía Ana, quien siempre ha estado dispuesta a probar mis creaciones culinarias con una sonrisa en la cara y palabras de aliento en el corazón. Gracias por tu amistad.

Y, sobre todo, gracias a mi madre, Montserrat, quien desde mi más tierna infancia me enseñó a valorar y amar la riqueza de las tradiciones culinarias de todos los rincones del mundo y también que, si lo quieres de verdad, todo es posible. Sin ti, no lo hubiera sido. Gracias.

Sin vuestro apoyo y amor, este libro no habría visto la luz. ¡Gracias de corazón!

ÍNDICE DE RECETAS